U0295274

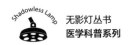

无影灯丛书
医学科普系列

漫话眩晕

主编 钟萍 吴滢

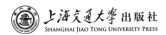

上海交通大学出版社
SHANGHAI JIAO TONG UNIVERSITY PRESS

内容提要

  本书是一本介绍头晕、眩晕以及头痛疾病的医学科普读物，通过通俗易懂的小故事介绍了常见的头晕、眩晕及头痛疾病，比如良性阵发性位置性眩晕、后循环缺血、前庭神经炎等，主要内容包括有关头晕、眩晕的临床表现、病因、诊断标准、治疗方法和科学预防等知识。本书通过医生的口吻讲述了发生在神经内科的临床小故事，每一个故事还配以生动直观的漫画。本书适合需要了解头晕、眩晕疾病的读者及初级医生阅读。

图书在版编目(CIP)数据

  漫话眩晕/钟萍,吴滢主编. —上海:上海交通
大学出版社,2023.10
  ISBN 978-7-313-29410-4

  Ⅰ.①漫⋯ Ⅱ.①钟⋯②吴⋯ Ⅲ.①眩晕-防治-
普及读物 Ⅳ.①R764.34-49

  中国国家版本馆 CIP 数据核字(2023)第 174150 号

漫话眩晕
MAN HUA XUANYUN

主 编:钟 萍 吴 滢
出版发行:上海交通大学出版社   地 址:上海市番禺路 951 号
邮政编码:200030   电 话:021-64071208
印 制:上海锦佳印刷有限公司   经 销:全国新华书店
开 本:880mm×1230mm 1/32 印 张:7.5
字 数:153 千字
版 次:2023 年 10 月第 1 版   印 次:2023 年 10 月第 1 次印刷
书 号:ISBN 978-7-313-29410-4
定 价:58.00 元

编委会

—— **主　编**

钟　萍　吴　滢

—— **编　者**

（以姓氏笔画为序）

王　潇（无锡市第二中医医院）

朱　溪（青岛市盲校）

李土明（上海市杨浦区市东医院）

杨晓玲（上海市杨浦区市东医院）

康小翠（上海市杨浦区市东医院）

童舒雯（复旦大学校医院）

魏珍玉（上海市杨浦区市东医院）

—— **插　图**

钟曦雯

序言

"医生，我头晕，时常感到天在旋、地在摇。"这是我在接诊患者时经常听到的一种描述。

按医学上的定义，眩晕是因机体对空间定位障碍而产生的一种动性或位置性错觉，并由此而产生晕厥、失衡、头昏等症状。眩晕主要可分成周围性眩晕、中枢性眩晕、精神疾病相关性眩晕和全身疾病导致的眩晕等；其中周围性眩晕分类中的"耳石症"，是引起头晕或眩晕最常见的病因之一。

有数据显示，眩晕症的患病率在我国已高达4.9%。这意味着在每20个人中就有1个人曾经或正在经受眩晕的折磨。

眩晕症的症状虽易表述，但其较高的发病率、复杂的发病机制以及繁复的疾病分类，对于普通人来说，如何分辨、如何治疗，就成了一个巨大的问题。

虽然在现今信息激增的时代，人们大可以依靠互联网等各种渠道搜寻相关信息。但毋庸讳言，这些多渠道来源的信息，往往既复杂又琐碎，既有过于专业的知识体系，又大量充斥着似是而非乃至拼凑而成的"专有名词",把人引入"庐山"深处,使得大众在寻求治疗时常感到一头雾水、不胜茫然,最终无所适从。

有鉴于此,钟萍、吴滢等撰写了《漫话眩晕》一书,旨在打破普通百姓与专业医学知识之间的壁垒。全书用六个篇章,以通俗易懂的表达方式、诙谐幽默的词句以及贴近生活的案例,系统地为普通百姓把有关眩晕症的各类问题解析得清晰易懂。

首先,作者介绍了产生眩晕的耳部器官,指出了大多数患者的知识盲区,道明了眩晕的发生机制。

其次,作者解答了对患者来说最为实际的问题:面对眩晕应如何就医,如何有效地区分和描述自己的症状。

接下来的篇章是本书的重中之重,作者详细描述了眩晕的诊断及鉴别诊断,提倡精准诊断,准确治疗,防患于未然。

随即作者介绍了有关眩晕的几种主要的治疗与康复方案,从现今首推的新型诊疗项目"太空转椅"到寻常的药物治疗都有涉及。

由于眩晕症患者数量巨大,使得医生能够分给患者的看诊时间比较有限,因而患者想要彻底地痊愈康复,除了遵循医生基于诊断而制订的治疗方案外,更应该在日常生活中下足功夫。在这里作者从最贴近读者实际的角度展开阐述,解答了眩晕患者以及患者家属在生活中可能遇到的各类问题。我认为这个篇章是全书最为精华的部分。

《黄帝内经》曰:"上气不足,脑为之不满,耳为之苦鸣,头为之苦倾,目为之眩。"中医聚集先贤智慧,主张辨证下药,方可药到病除。本书最后这个篇章可为那些寻求传统治疗方法的患者提供宝贵的参考。

健康是人类永恒的追求。百姓是自己身体健康的第一责任人,当个人在遇到健康问题时,正确的科普引导可以省去不必要的精力成本。相比得病后的求医问诊,公众主动掌握健康知识、积极管理健康就显得尤为重要。提升公众健康素养成为保障居民健康最根本、最经济、最有效的措施。

医学是一门极其复杂的科学,医疗行业面对的一个最常见、最棘手的问题就是医生与患者知识与信息的不对称,而优秀的医疗科普读物可以为人们架起一座美妙的知识与信息的沟通桥梁,能最大限度地消除信息的不对称。《漫话眩晕》的出版,不仅为非医学背景的读者提供了一个通俗、幽默且系统的眩晕知识宝典,也为专业医生提供了一个全新的认知视角。

我真切地期望,《漫话眩晕》能够助力大众更好地理解和对抗眩晕。我简短的序言自然是无法涵盖书中的所有精髓,更多的宝藏,还需读者自己去探索、品味。

中华医学会神经内科分会委员

中国医师协会神经内科分会委员

中国卒中学会理事

中国卒中学会认知障碍分会副主委

中国康复学会多学科诊疗分会副主委　　　刘学源

上海市医学会神经内科分会副主委

上海市康复领军人才

上海市康复优秀学科带头人

上海市康复医学科技一等奖获得者

目录

第五章　日常生活篇

第六章　中医篇

功能篇 | 第一章

　　人类日常生活中，无论是处于运动还是静止都需要平衡，平衡确保了姿势的稳定和运动的协调。实际上，平衡调节是一种神经反射，涉及多个系统。在这一章里，我们来说一说我们的身体是如何来控制平衡的，眩晕是如何产生的，从而帮助我们更好地理解疾病发生发展的过程。有些内容会涉及一些生理学、解剖学的知识，如果有些内容你一时不明白，也可以在读完后面的章节后再回到这一章继续阅读，可能就能更好地理解了。

1 旋转，跳跃，我闭着眼——平衡三联

"旋转，跳跃，我闭着眼……"舞台上的蔡依林（Jolin）挥舞着彩带，尽显舞娘妩媚身段。

听到这首歌的你有没有想过：舞蹈家或花样滑冰运动员们在极速旋转时也几乎是闭着眼睛的。这是为什么呢？难道仅仅是因为沉浸于表演吗？

舞蹈家们这些看似轻松的一系列动作却是人体通过复杂的系统输入、中枢整合、运动输出来完成的，涉及前庭系统、视觉调节系统、躯体本体感觉系统、大脑平衡反射调节、小脑共济协调系统等多个系统以及肌群的力量。其中前庭系统、视觉系统、躯体本体感觉系统是收集外界信息的重要部分，这三者的功能正常与否，决定了人体能否准确感知自身的运动信息、中枢整合反馈处理后的运动调整，进而获得稳稳的平衡，故而得名"平衡三联"。如果把大脑比作司令部、指挥塔，那这三者就是获取信息的侦察兵、前哨站。正常情况下，人体通过平衡三联的传入信息来感知站立时身体所处的位置以及与重力和周围环境的关系。

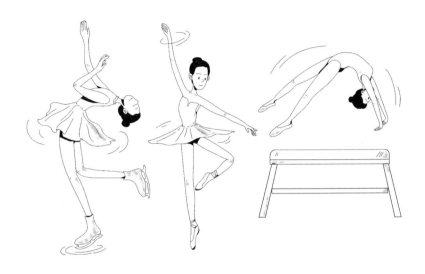

平衡三联

那我们来具体讲讲平衡三联是如何工作的。

前庭系统能够感知前庭觉。"前庭觉"听上去有些陌生，其实它和视觉、听觉、触觉、味觉、嗅觉一样，是人体获知感觉的方式之一。这个感受前庭觉的装置位于人体的内耳，由椭圆囊、球囊和三个半规管组成，左右各一套，主要负责帮助人感受到重力、旋转、加速度。当人体在空间移动时，比如行走、旋转、跳跃等动作会刺激前庭器官产生信息冲动，这些信息会被传递给大脑，大脑利用这些信息判断身体当下的运动状态，并帮助我们保持平衡。你可能会觉得前庭觉就像空气一样，看不见、摸不着，其实前庭觉也是能感受到的。比如，当我们坐车时，即使闭上眼睛，也能感觉到车子在加速、减速或是转弯；在玩荡秋千时，可以感觉到秋千是在上升还是在下降。生活中很多看似很简单、精细的动作都需要前庭系统的协调。这些协调功能只需要几毫秒就能完成，短到我们几乎感觉不到它的存在。比如，我们在行走时眼睛仍能够看清楚马路上的路牌，这就是前庭眼反射的"防震"功能；在突然跌倒时身体会自动地做出防御动作，这也是前庭—脊髓反射的作用。

躯体本体感觉即本体觉，是人体深感觉的一种类型，指存在于肌肉、关节和肌腱等处的压力感受器，感知身体的重心和位置，即肌肉是处于收缩或舒张状态、肌腱和韧带是否被牵拉以及关节是处于屈曲，还是伸直的状态等的感觉。比如，人踩在水泥地和草地上时感觉到地面的软硬程度；被人捏住脚指头活动的时候可以感觉到脚指头活动的方向；肢体被动摆放为某个姿势的时候可以描述肢体的位置

视觉系统就比较好理解了。眼睛受到光线的刺激，经过信息加工后产生了视觉。视觉通过观察而获得周围环境和运动的信息参与平衡调节，可以帮助定向。如果人在黑暗环境或是闭上双眼，屏蔽了外界的光线，则无法产生视觉，人体就缺乏了视觉系统对平衡的调节。这也是盲人或视觉障碍的患者更容易跌倒的原因。

正常情况下，前庭觉、本体觉和视觉传入的信息相互补充，如果三者传入的感觉信息不匹配，就会导致"感觉冲突"。

感觉冲突

前庭觉、本体觉、视觉这些信息源都以神经脉冲的形式从特殊神经末梢向大脑发送信号，从而在静止和活动时维持身体的平衡。当所获得的信息源之间出现"冲突"时，大脑就会产生"感觉冲突"，导致眩晕的现象。

在很多正常的情况下都可能引发感觉冲突。举个例子，当人在行驶的汽车上看书时，前庭系统会提醒大脑"你正在前进"，而只顾着看报的视觉系统却并没有提醒你的大脑"你正在运动"，当出现这样相互矛盾的信息时，人就可能出现眩晕，也就是通常所说的"晕车"。

再比如，一侧前庭神经病变的患者也会出现感觉冲突。该病的患者存在前庭张力失衡，视觉和前庭传入的信息"相互不匹配"，于是产生了旋转感。这时候患者常常会想要闭眼，从而减轻这种信息传入冲突。

在正常情况下，平衡三联中的一个出现问题可能并不会出现明显的平衡障碍，患者可能只有眩晕感。但三联中的两个出现问题，就会导致平衡障碍，出现跌倒、站立不稳的情况。比如，急性前庭神经感染的患者即使一侧前庭功能永久丧失，只要患者年轻、体质良好，症状也能很快消失。但老年人由于身体功能的生理性退化，关节稳定性、双足的本体觉受损，一旦再合并视觉和前庭觉功能异常，就更易发生跌倒。所以，老年人发生周围前庭病变时症状会更重，恢复过程（比如前庭代偿）更慢，将可能遗留永久性的平衡功能障碍。

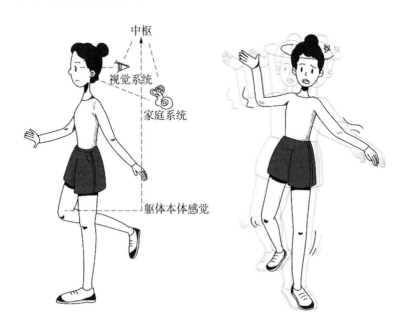

② 眩晕为什么和耳朵有关——耳的功能

眩晕为什么和耳朵有关？要解释这个问题我们首先来说说耳朵的功能。

我们的耳朵分为外耳、中耳、内耳三个部分。我们可以把耳朵比喻成一套房子，耳朵的三部分就是这套房子的"一室一厅"：外耳——"走廊"，中耳——"客厅"，内耳——"工作室"，每间房间有不同的作用。

外耳：收集声音

外耳由耳郭和外耳道组成。耳郭就是我们平时俗称的"耳朵"了，民间有云："耳大有福""耳薄命苦""耳有贵相，富可敌国"，耳郭可不是单单拿来看相，它的作用是将声音向外耳道收集。外耳道类似一条狭长的走廊，进一步将声音传递至中耳。外耳和中耳之间有一层膜，称为鼓膜，相当于间隔走廊和房间之间的门。当声音传递到鼓膜时，引起鼓膜的振动，声波由此转为振动波。

至此,外耳完成了它传递声音的作用。

中耳:扩音

中耳是一个带扩声系统的封闭小房间,这个扩声系统的核心是 3 块听小骨。当声音由外耳的空气内传播转变为内耳的淋巴液内传播时,声音的强度会被削弱,中耳的作用就是补偿这部分损失。中耳的 3 块听小骨可以通过互相震动起到放大器的功能,将声音信号放大 10 倍左右,从而补偿声波从气体进入液体造成的强度损失。

这个带扩声系统的封闭小房间只有一个通道和外界相连,称作"咽鼓管",它就好像一个通风管道,用来平衡耳内外的压力。通常这个通风管道是关闭的,在做吞咽、打哈欠等动作时,咽鼓管会开放。当耳膜两侧压力不同时,耳朵就会觉得不舒服。举个例子,坐飞机在上升和下降的过程中,乘客会有耳闷、耳痛、耳胀的感觉,那是因为在飞机快速上升或下降时,中耳内的压力和外界的大气压不等。这时候我们可以进行吞咽或打哈欠的动作,让咽鼓管开放,使中耳和外界压力相等,耳部不适的症状就会改善。

内耳:感音和平衡

耳朵最内侧的房间就是内耳了,内耳深嵌于头骨的骨质中,长度为 1.5～2 mm。虽然内耳只有一节手指头的大小,但其结构却不简单。内耳犹如一个复杂扭曲的管道,里面充满液体,形同迷宫,所以又被称为迷路。内耳迷路又分为两部分,外层坚硬骨性的结构被称为骨迷路,内层膜性的囊管被称为膜迷路。内耳的功能基础就在于膜迷路上成千上万的感觉纤维。

对于内耳,大家熟知的功能就是感受声音。内耳的感音器将中耳传递来的振动波转换为神经冲动,传递至大脑皮质的听觉中枢,从而产生听觉。内耳的这个感音器呈螺旋状,螺旋大约转两圈半,形状类似蜗牛的壳,所以被称为"耳蜗"。

内耳的另一个重要作用就是通过前庭器来感受运动。前庭器在工作时会和眼睛、肌肉联动,帮助人体在日常生活中控制平衡。前庭器包括三个半规管、一个球囊和一个椭圆囊,左右耳各有一套前庭器。半规管主要对旋转产生的角加速度产生反应,比如点头、摇头;球囊和椭圆囊又被称为耳石器,主要是对直线加速度产生反应,比如坐电梯、汽车的加速减速。当人体开始运动时,前庭器内的淋巴液开始流动,带动淋巴液中的纤毛也开始运动,从而将运动信息传递给大脑,告诉大脑刚才向哪个方向运动。

正常人的头部在各个平面和任何方向上既有线性变速,又有角变速的运动,因此四个耳石器和六个半规管能够感受任何平面和任何方向的头部复杂运动。头部在运动时,两侧的半规管会同时感受到运动并把信息传递给大脑。当一侧前庭器病变时,两侧传入大脑的运动信息"不对称",人就出现了眩晕感。

内耳性眩晕

内耳迷路虽只属于平衡系统的一个组成部分,但大部分眩晕/头晕可能都与它有关。

良性阵发性位置性眩晕患者会在头位变化时出现短暂性的眩晕。这种眩晕和半规管中脱落的耳石有关。本来应该位于"椭圆囊"内的耳石，由于外伤或其他原因脱落，进入了半规管中。头部在运动时，耳石在充满淋巴液的半规管内部"微波荡漾"，导致外部的人感觉"摇晃起来"——这就是小小的耳石引起的"蝴蝶效应"。

梅尼埃病也被称为内淋巴积水，也就是内耳迷路内的液体量增加，拉伸或膨胀膜迷路，这些额外液体产生的压力会损伤膜迷路，同时累及到耳蜗、前庭和半规管。因此，梅尼埃病患者会出现眩晕发作和听力损伤。

迷路炎是内耳迷路的炎症，为耳部感染侵犯到内耳骨迷路和膜迷路所致。和梅尼埃病一样，迷路炎患者除了有脓性的耳炎，还会有眩晕、恶心、呕吐和耳鸣、听力下降。

现在你明白了为什么很多眩晕疾病需要到耳鼻喉科就诊了吧。当医生怀疑你是"内耳性眩晕"时，会建议进行内耳前庭功能和听力的检查，以明确眩晕是否由于内耳损伤所致以及损伤的程度。在后面的《眩晕为什么要做听力检查》章节，我们还会更详细地解释这个问题。

好了，那我们接下来聊聊内耳的前庭器，请看下篇。

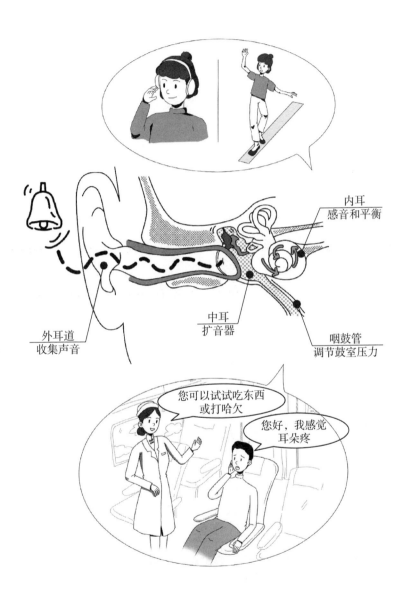

3 晕的秘密——耳石器和半规管

现在我们已经知道了耳朵除了听声音以外的另外一个大的作用——感受运动。这和内耳的前庭器密切相关，也就是耳石器和半规管。两者的工作原理其实极为相似，接下来我们了解下耳石器和半规管所感受的两种不同类型的运动。

耳石器（前庭）

球囊和椭圆囊也被称为耳石器，是因为在球囊、椭圆囊结构内有一层碳酸钙结晶，形如石头，附着在胶状的耳石膜上，类似鹅卵石路。耳石本身有一定的重量，因此在头部运动或直线加速运动时，耳石会产生移动，牵动耳石膜，附着在耳石基底内的纤毛束感受到了牵拉，将这种牵拉转化为神经冲动传递给大脑。这就是耳石器感知运动的原理。

耳石器主要感知两种运动变化。一种是直线加速度或减速度。比如，你在开车，从静止开始沿直线开车，加速到 60 千米/小时,这样一个加速的过程就是水平直线加速度。直线加速度也可以是垂直方向的,如坐电梯上上下下。只要你是直线运动,无论水平,还是垂直,球囊和椭圆囊都能感受到。另一种是感知你的头位,头是否处于直立位。比如,当你直立时,双眼目视前方,这时你的头部就是直立位。如果你低头,双眼直视地面,保持这个位置不动,你的身体就能感知到你没有处在直立位。同样你在做保持抬头仰头的动作时,身体也能感知到你没有处于直立位。这就是球囊和椭圆囊感受到的另一种运动刺激。

半规管

半规管涉及的是旋转平衡。

每侧内耳中有三个环状的半规管,分别是上半规管、后半规管和外侧半规管,这三对半规管左右对称,而且每侧的三个半规管两两垂直,形成三维空间的三个坐标 X、Y、Z 轴。我们可以把每个半规管想象成人体内部的三个轴面的"水平仪",每个半规管在其所在的平面内感受加速度的变化。这也就是为什么半规管不是两个或四个,而恰巧是三个且互相垂直。人体所处的三维空间内,可以有前后、左右和上下三种互相垂直的运动方向,故必须有三个互相垂直的半规管才能全面监控,少于三个不够用,多于三个用不着。半规管感受运动的方向和它所处的平面有关。当我们抬头或低头时,上半规管会告诉大脑现在在做点头的动作;当头向肩膀倾斜时,后半规管会告诉大脑现在在做歪头的动作;当我们左右移动头部时,外侧半规管会告诉大脑现在在做摇头的动作。

每个半规管一端和椭圆囊相通，另一端有个壶状的膨大，称为"壶腹"。在壶腹内有个非常类似于耳石器的结构，称为"壶腹帽"，像个高帽。壶腹帽被淋巴液包围，在壶腹帽的底部有毛细胞，毛细胞一侧的纤维深埋在壶腹帽内，另一侧有前庭感觉神经纤维。壶腹帽的工作原理和耳石器类似。我们可以想象一下，浸润在淋巴液中的壶腹帽感受到了淋巴液的流动，带动壶腹帽内的毛细胞纤维随着淋巴液流动的方向摆动，毛细胞再将这种"飘动"转化为神经冲动传递给大脑。

当人在原地转圈时，半规管中的内淋巴液会按同样的速度转动，带动"壶腹帽"内的毛细胞纤维将信息传递给脑部，大脑就知道人在转圈。但是当人突然停止，淋巴液的流动不会突然停止，通常要在25～30秒后毛细胞纤维才会回到原有状态。就好像摇晃装着水的瓶子，当你突然停止摇晃瓶子时，瓶子里的水仍在流动，稍后才会静止。这也就是为什么人在快速旋转突然停止后仍能感受到一种相反方向的旋转感，要等30秒左右旋转感才会消失。

在临床上有个眩晕疾病叫作"良性阵发性位置性眩晕"，你可能觉得这个名字拗口又难记，其实它还有另外一个更让人熟悉的名字——"耳石症"。现在你知道良性阵发性位置性眩晕为什么又叫耳石症了吧。

前文说过，迷路是一系列复杂的管道，半规管、球囊、椭圆囊之间可以通过管道相通。因此，本来应该在球囊、椭圆囊内的耳石脱落，进入了半规管，或者是耳石黏附在壶腹帽上，当我们头部运动时，由于耳石的存在，患侧半规管内淋巴液流动的通畅性不足或是嵴帽偏斜，使得双侧前庭神经纤维传给大脑的信息不对等，导致人体有了眩晕感。

医生在诊断耳石症时，会让患者坐在检查台上，然后迅速地躺倒，观察患者的眼睛。这时候耳石症患者的眼睛会出现快速地振动，称为眼震。这是因为患者在头位变化时，通过前庭眼反射通路，在眼肌的协同作用下引发了眼震。医生就是通过观察病人眼震的方向和性质来判断是否为耳石症以及耳石症的类型。这也就是为什么眩晕患者在就诊检查时，医生总会要求患者保持睁眼的原因。

由此可知，治疗耳石症的方法就是设法让耳石颗粒或碎片回到椭圆囊内。医生使用的方法叫作耳石症手法复位。根据耳石所在的不同部位，通过不同的转头或转体方式，使脱落的结石因转头转体时的重力变化回到椭圆囊。一般来说，只要方法得当，经过一次治疗，大多数患者可以完全恢复。

小知识

前庭系统是一套复杂精密的调节系统。当外周前庭功能出现能障碍时，人会出现眩晕、恶心、呕吐、站立不稳、眼震等症状，机体能够通过修复、习服、适应等方式实现前庭功能的代偿，眩晕等症状会逐渐减轻甚至消失。中枢前庭功能障碍的修复相对不易，是前庭系统最薄弱的环节。

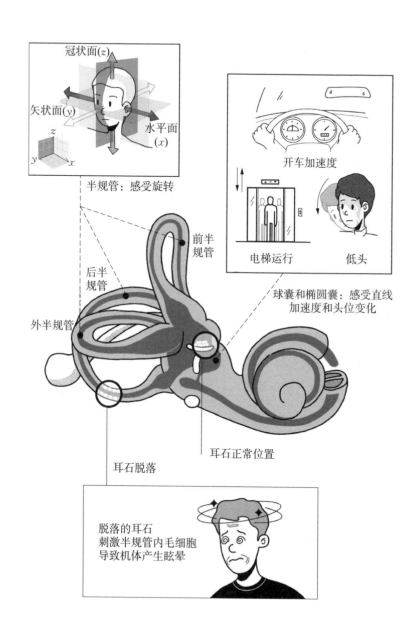

冠状面(z)

矢状面(y)

水平面(x)

半规管：感受旋转

前半规管

后半规管

外半规管

开车加速度

电梯运行　　低头

球囊和椭圆囊：感受直线加速度和头位变化

耳石正常位置

耳石脱落

脱落的耳石刺激半规管内毛细胞导致机体产生眩晕

4 稳如鸡头——前庭眼反射

当你用手抓起一只鸡，无论你如何晃动它的身子，鸡头总能保持在原来的位置不动。任你左旋右转，它自稳如泰山。

为了验证鸡头的稳定性，曾有一位摄影师专门给鸡仔做了带有迷你摄像头的头盔。鸡戴着头盔上天下海体验了诸多极限运动，从拍出的摄像来看，无论行驶过程中如何抖动颠簸，画面仍旧保持清晰稳定。不由让人称赞一句——鸡，你太稳了。这就是鸟类的种族天赋。鸡的眼球虽然不能转动，但它们的颈部特别发达，也就是鸡在活动时，眼和头部是不动的，而是依赖于灵活的颈部调节，这样就能够更好地看清楚目标。如果鸡没有进化出这样的技能，可能早早就因为眼瞎而被吃掉了。

哎，难道人不如鸡吗？作为更高级的哺乳动物人类，是用什么方法来稳定视线的呢？

其实大多数动物都有稳定视线的能力，方法不尽相同。人类稳定视线不是依赖于脖子，而是灵活的眼睛以及一个重要的生理反射——前庭眼反射（vestibulo-ocular reflex，VOR）。前庭眼反射能够保证头在运动时，眼球正确、同步反射运动，从而使视觉目标稳定在视网膜黄斑处。打个比方，如果把眼睛比作一个照相机，为了获得一张清晰的照片，就需要尽量使相机保持平稳，不要晃动。而我们的头在不停的运动中，眼睛仍能清晰地看清目标，这样的过程就是前庭眼反射，所以说前庭是一个非常厉害的稳定器。

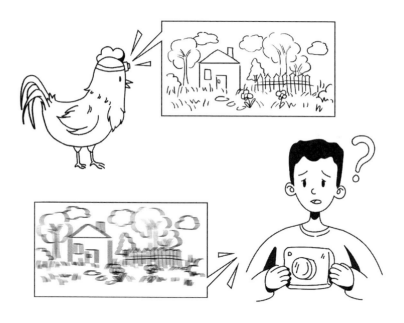

VOR 的机制是当头部在运动时，双侧的眼球会以相同的速度进行反向的活动。也就是说，当人盯着目标而上下或左右摆动头部时，外周前庭感受到了头部的运动，将这种运动信号以神经冲动的方式传递给中枢前庭，经中枢整合后，又将神经冲动传递

给眼球使其以同样的速度朝相反方向运动，以保证视线的稳定。换句话说，为了让你在运动中能看清楚，VOR 所致的眼球运动一定是与头动方向相反的。如果一侧前庭功能障碍时，上述的程序就会出现故障，眼球转动的速度就会变慢，患者就会感到视物模糊或是"摇晃"（振动性幻视）。根本原因就是患者无法将外界物体很好地固定在视网膜黄斑上。

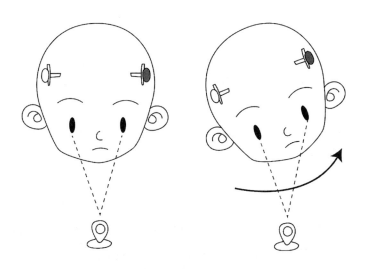

VOR 机制和眩晕又有什么关系呢？

我们临床上说的"眩晕"是一种运动性的错觉。患者可能会表述为一种晃动、颠簸、站立不稳的感觉，这种"幻觉"可能是患者存在视物模糊或者聚焦困难而引起的，这种现象又被称为"视震荡"。出现原因是患者双侧或单侧前庭功能受损导致眼球不能稳定视线，也就是前庭功能受损时会导致眼球运动的异常。

根据人体这样的特性,澳大利亚医生 Halmagyi 在 1988 年首次提出了甩头试验,用于评估单侧或双侧的前庭功能异常。因此,甩头试验又被称为 Halmagyi 试验。顾名思义,甩头试验就在甩动头部时观察眼球的扫视过程:医生快速地将患者的头转向一侧,同时观察患者眼球的运动变化。如果患者存在一侧前庭功能障碍,双眼会在转头时出现几次"跳动"后再注视目标,称为纠正性扫视。这种检查能帮助医生快速判断眩晕患者可能的病变部位。

除了甩头试验,还有冷热激发试验、旋转试验,这些都是基于 VOR 进行的检查,用于明确有无一侧或双侧的前庭病变。因此,当我们因急性眩晕去医院就诊时,医生在询问病史后首先就会进行床边的甩头检查,初步判断是否存在周围前庭的损害,再进一步进行其他实验室检查。急性前庭综合征患者如果甩头试验显示为阴性的,那就提示病变部位可能在中枢。比如,小脑或脑干,需要及时救治。

但有些时候患者这种眼球的"跳动"并不能完全用肉眼观察到,需要依赖一些精密的仪器来放大眼球跳动的现象。比如,视频眼震电图仪就是用一个高清摄像头来捕捉眼球这种细微运动的设备。在进行冷热激发试验、旋转试验等前庭功能检查时,医生给患者戴上一个配有摄像头的眼罩,患者在受到冷热空气、旋转等刺激后,眼球会出现不同类型的震动,这种现象称为"眼震"。摄像头将拍摄到的"眼震"画面呈现在电脑屏幕上供医生查看。医生对记录下来的眼震图再进行仔细分析、判断,可以帮助诊断眩晕的性质或者类别。

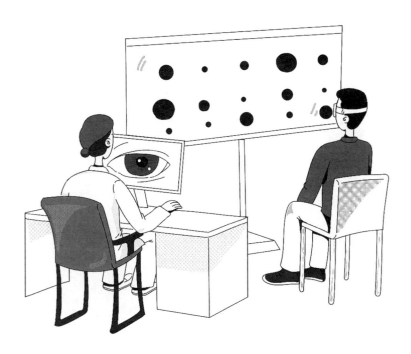

症状篇　第二章

　　上一章我们已经了解了眩晕发生的基本原理，在这一章里我们会具体讲一讲在发生眩晕时面对的具体问题，比如眩晕发生后该何时就诊？到什么科就诊？在就诊时遇到问题怎么办？了解这些问题，可以帮助您更准确地描述病情和配合检查，从而获得准确的诊断和治疗。

1 头晕？ 眩晕？ 傻傻分不清楚——头晕和眩晕的区别

　　头晕和眩晕是临床上很常见的症状，几乎所有人在一生中总会遇到头晕或眩晕的情况。很多人知道自己在"晕"，但却无法具体表述清楚。其实，这两种"晕"的症状有着明显差别。

　　我们来看看以下 3 个病例：

　　病例 1　75 岁的张老伯有高血压、糖尿病 10 多年，平时虽然定时服药，但很少监测血压、血糖，5 年前还患过一次心肌梗死。今天早上起床后，张老伯觉得自己头晕目眩，走路摇摇晃晃，好像喝醉酒，一边手脚活动也不灵活了，持续了 1 个多小时也没有缓解。

　　病例 2　李阿姨今年 65 岁，已经有高血压 10 年了，平时长期服用降压药，血压基本上都在 130/80 mmHg。最近一个月李阿姨时不时觉得头昏、头重，脑袋上像箍了个帽子，每次持续数小时，有时休息后会好转。

　　病例 3　王先生，互联网工作人员，平时工作繁忙，某天起床后突然自觉天旋地转，伴有恶心呕吐，不敢睁眼，卧倒在床，一翻身、转头就再次发作,过去 2 年有类似症状反复发作。

这 3 个病例你有没有听说过？像张老伯一样,突然眩晕伴有肢体活动障碍；或者像李阿姨一样,一段时间内反反复复出现头昏沉感；又或是像王先生一样,某天起床突然天旋地转？本章将通过一个个小故事,让你了解什么是头晕或眩晕,得了头晕、眩晕怎么办？希望您在看完这本书后,可以知道这三个人到底是什么"晕"。

其实,在医生眼里,平时临床上遇到的"晕"主要有两种情况——头晕和眩晕。

头晕,也称为头昏,患者常会描述为头重脚轻、头昏脑涨、头脑不清楚。但这种晕不会带来运动错觉,即看物体时,不会感觉物体在动,也不觉得自己在动。一些内科疾病,如贫血、低血糖、心脏病或是心理障碍性疾病,症状以头晕为主,病例 2 里李阿姨的头晕,表现为头胀、头部的紧箍感。也有一些前庭系统疾病在非急性发作期也可表现为头晕。

眩晕,是一种运动性的幻觉,患者感觉明显的自身或外界的旋转感,关键是这个"眩"。患者睁开眼睛会发现周围物体在运动,比如上下、水平、旋转等,即使闭上眼也会感觉身体不稳定或在漂移。这种旋转感可以用一些日常生活中的情境来描述,比如像醉酒、坐旋转木马、海上行船或晕车。比如病例 1 中的张老伯发病时感觉像醉酒,病例 3 中的王先生感觉天旋地转,这些都是眩晕。眩晕的患者常会伴有平衡障碍、步态不稳或偏斜、恶心、呕吐等症状。眩晕常常是由于前庭神经周围及中枢通路病变所致。

作为普通人,你可能会问："我分不清楚头晕和眩晕怎么办呢？"事实上，大多数患者都分不清自己到底是眩晕还是头晕，需要在医生详细的解释后才能区分，医生们会用一些生活情境来帮助患者分辨头晕和眩晕的区别，比如有没有觉得天旋地转、有没有像喝醉酒、脚踩棉花等感觉。你也可以用某些生活情境来描述你发病时的感觉。

很多时候，眩晕的疾病无法用抽血、拍片等简单的检查来确定，需要详细地了解患者发病的具体情况，才能找到发病的特点，找到诊断的关键点。医生可能会询问你发病时的状态、症状持续的时间、发病时的伴随症状，甚至反复询问以证实信息的准确性，这些都对头晕或眩晕的诊断和鉴别诊断至关重要！

发生头晕或眩晕的时候到底该看什么科？该怎么和医生描述症状呢？说来话长，让我们慢慢来讲解吧。

1 头晕？眩晕？傻傻分不清楚——头晕和眩晕的区别

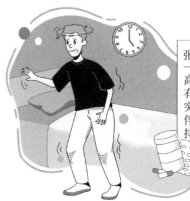

张老伯

高血压、糖尿病多年
有心肌梗死病史
突然发病
伴有行走不稳
持续1小时不缓解

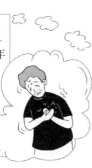

李阿姨

有高血压史
反复头晕
每次数小时

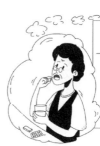
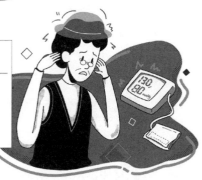

王先生

起床后突发天旋地转
伴有恶心呕吐
持续数秒钟
既往有类似发作

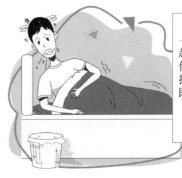
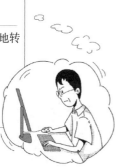

2 我到底该看什么科——就医指导

作为一位临床医生,在生活中常常会接到亲戚朋友打来的这样的电话:"我最近头晕得厉害,去医院该看什么科啊?"

在临床带教的时候,实习生常问这样的问题"老师,头晕到底应该让患者看什么科? 怎么有时候让人看内科,有时候又让人看神经科?"

头晕该看什么科? 你是不是也有这样的疑惑。你看,这些问题连医学生都可能搞不清。要搞清楚头晕和眩晕看什么科,我们先来说说有哪些疾病会导致头晕或眩晕。

脑部疾病

很多人一旦发生头晕最担心的是不是脑子出了问题,害怕是脑部肿瘤或是脑梗死、脑出血等严重的神经系统疾病。的确,大脑、小脑、脑干都参与了平衡功能的调节,一些脑部的病变可能引起头晕或眩晕。当病变累及到前庭神经核以及其联系通路时,可能会引起眩晕、恶心、呕吐、言语不清、肢体活动障碍、复视等症状。常见的病因有脑血管病、脑炎、颅内肿瘤等。比如,椎-基底动脉脑梗死、脑干脑炎、多发性硬化和小脑肿瘤等病变。

耳部疾病

　　耳是用来听声音的,怎么还会引起眩晕? 其实,内耳迷路中除了感受听力的耳蜗外,还有半规管、椭圆囊和球囊,后三者合称为前庭器,是人体对自身运动状态和头在空间位置的感受器,也是身体重要的平衡器官之一。身体能够正常的行走,完成一些高难度的动作,都需要前庭感受器向大脑输入当前的位置信息。如果耳部的前庭功能出现障碍,就会导致患者出现眩晕的症状。比较常见的引起眩晕的耳部疾病有耳石症、前庭神经炎、突发性耳聋以及前庭阵发症等。无论是耳部的供血异常、耳部炎症还是外伤,影响到了内耳的前庭器就有可能导致患者眩晕。

眼部疾病

　　眼睛和耳朵一样,是身体的感觉器官,眼睛接受的视觉输入是人体保持平衡功能的一部分。正常情况下,两个眼球的运动和信号输入是同步的。如果眼球运动出现问题,两个眼球的运动不同步,会导致看东西重影;或是双眼的视力或视野的不同,双眼输入大脑的信号差距过大,严重者也会出现头晕。就比如有些近视

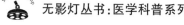

眼的患者，如果两个眼睛视力差别很大，也会有头晕的症状。

心脏疾病

心脏和脑都是人体中比较重要的器官，心脏的主要功能是供血，脑部的主要功能就是调节，当心脏功能出现问题时血液供应发生障碍，血液的输出量下降，脑部缺血缺氧，患者就会出现头晕，病情严重者还有可能导致患者晕厥。如果心脏供血影响到耳部、小脑这些重要的平衡器官，更容易出现眩晕的问题。

一般内科疾病

一些比较常见的内科疾病也容易引起患者出现头晕症状，如发热、高血压、低血压、低血糖以及各种原因导致的贫血等会使脑部血液供应不足，影响脑部的活跃度，就会出现头晕等临床表现。另外，还有一些头晕是由睡眠障碍或生活习惯造成的，当过度劳累、长期熬夜导致睡眠质量下降时，也容易导致患者出现头晕症状。还有一种疾病叫作睡眠呼吸暂停综合征，当患者在夜间睡眠打鼾发生缺氧，脑部得不到充分的修养，就会导致白天头晕症状出现。

精神心理疾病

精神心理疾病也容易导致患者出现头晕症状，当患者精神压力或心理压力过大时，就会出现反复头晕的症状，被头晕折磨影响正常生活，出现焦虑抑郁的负面情绪，焦虑抑郁又会进一步加重头晕，形成恶性循环。同时，睡眠质量严重下降头晕症状也会逐渐加重。

颈椎问题

根据目前的研究，颈椎病引起的头晕在临床上是非常罕见的状况。但这里我还是会提到这一点，因为在大多数老百姓的心里，"颈椎病引起头晕"这个概念根深蒂固，几乎一半以上的头晕患者来就诊都认为自己得的是颈椎病。事实上，可以引起头晕的颈椎病不超过所有颈椎病的5%。并且，颈椎病引起的"晕"是天旋地转的眩晕，同时还会伴有肢体麻木、乏力等症状。仅仅出现头昏、头胀并不能简单地认为是颈椎病。

正是由于头晕/眩晕发生的原因多样，头晕/眩晕疾病的诊治常常涉及多个学科，包括耳鼻喉科、神经内科、急诊科、心理科、康复科等。举个例子，一个突然眩晕发作的患者，可能同时伴有恶心呕吐不适，会先在急诊科进行止晕、止吐治疗，同时由神经科医生进行神经功能检查评估是否存在脑部病变，由影像科进行脑部的影像摄片。如果患者为中枢性眩晕，如急性缺血性脑卒中，可能需要立即开展溶栓抢救；如果考虑是周围性眩晕，需要进一步由耳鼻喉科进行前庭功能的检查。眩晕的患者在急性期之后可能还会有残留的眩晕症状，这就需要康复科进行前庭功能康复。

说了这么多，你是不是觉得"天哪，怎么有这么多原因！""我怎么搞得清楚！"，那再告诉你一个简单的方法。

很多医院为了减轻患者就医时的困惑设立了眩晕中心或头晕眩晕专病门诊，眩晕中心和专病门诊配备了各种前庭检查和康复设备，由眩晕专业的医护人员接诊。眩晕的患者可以直接到眩晕中心或专病门诊就诊治疗。

如果没有眩晕中心或专病门诊，患者可以根据具体症状选择不同科室进行筛查。

老年患者出现的急性眩晕首先需要排除脑血管病。这类眩晕发作时会伴有喝醉酒一样走路不稳、意识丧失、肢体麻木无力、言语困难、吞咽困难、饮水呛咳、视物成双、视野缺损、口角歪斜等情况。患者一旦被确诊为脑梗死，需要第一时间在急诊进行溶栓治疗。

首次发病的眩晕患者，或是反复发作的眩晕出现了新的症状，都应该及时就医。如果已诊断为常见良性前庭相关疾病，此次发病表现和既往差不多，可不必担心，按既往医嘱服药或观察，安静休息即可。

小知识

临床上所说的"眩晕"一般指前庭性眩晕，前庭性眩晕可以分为周围性眩晕和中枢性眩晕。

周围性眩晕是内耳前庭感受器及前庭神经的病变,你可以简单地理解为内耳平衡器病变引起的眩晕。这种眩晕呈发作性,症状重但持续时间相对短。患者会有明显的恶心、呕吐、出汗、面色苍白,还会伴有耳鸣、听力减退等耳部症状。比如,前庭神经炎、良性阵发性位置性眩晕、梅尼埃病都属于周围性眩晕。

中枢性眩晕病变在前庭神经核以及中枢,可以简单理解为脑部病变引起的眩晕。这种眩晕持续的时间较长,眩晕症状较轻,通常耳部症状不明显,前庭功能检查呈正常反应。头颅磁共振成像、CT等神经影像学检查可以发现脑内特定部位的病变。有关中枢性眩晕病因很多,如脑血管病、神经细胞脱髓鞘病、肿瘤和中毒等。

还有些疾病可能同时累及前庭中枢和前庭外周,比如巨大听神经瘤、小脑前下动脉梗死、头部外伤和酒精中毒综合征等。

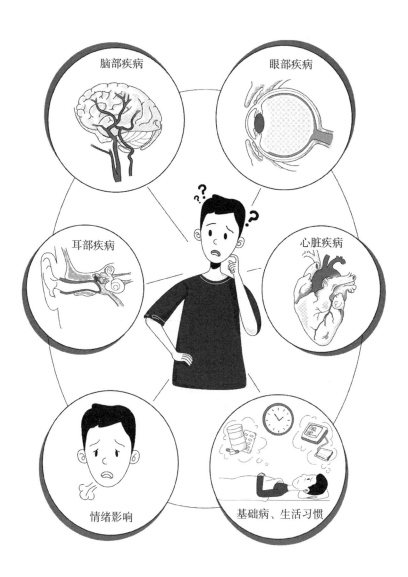

3 如何把"晕"说清楚——病史表述

头晕和眩晕是临床上非常常见的症状,临床医生平时在神经内科门诊、眩晕门诊每天能遇到大量的"头晕"及"眩晕"的患者。

然而,有些患者由于遗忘、错记或刻意隐瞒等原因,无法配合医生回忆病程发展的经过,或是遗漏了重要的既往病史。还有些患者咨询头晕的问题时,容易出现陈述不清的情况,直接影响医生的判断。这都为疾病的诊断带来了不同程度的困难。有时候,某些疾病需要通过临床表现来确诊,而非依赖辅助检查,这就需要患者及家属提供准确的病史供医生参考。

接下来给大家说说,因"头晕"或"眩晕"就诊时,该如何把病史说清楚。

(1)头晕或眩晕的具体性质:首先要明确是怎样的一种"晕"。"头晕"是一种头重脚轻的感觉,比方说头昏脑涨、脑子不清楚、昏昏沉沉等。"眩晕"是一种运动性的错觉,患者睁眼时觉得周围物体在运动,比如上下动、水平动、旋转等,即使闭上眼睛也感觉身体的不稳感或者漂移感，打个比方说，像坐车坐船时的摇晃感、醉酒感。

（2）头晕或眩晕发作的诱因：也就是头晕或眩晕发生前、发生时在做什么。

有些发作和环境有关，比如在电梯或密闭空间、人群拥挤的地方等；有些发作和体位有关，比如站立、行走时；有些发作和某些活动有关，比如劳累、情绪激动、月经前后等。这里要特别强调一下，眩晕发作时是否伴有"头位变化"对医生判断疾病非常重要。比如，眩晕是否在转头、坐起、躺下时突然发生。

（3）头晕或眩晕发作的时间：例如，从何时开始发病的，持续了多长时间，是几秒钟、几分钟就缓解了，还是持续数天或数周。值得注意的是，有些患者可能眩晕、头晕同时存在，比如，一开始是天旋地转的眩晕，后来是昏昏沉沉的头晕。有的患者头晕持续的时间比较长，那么发病频率、每次持续的时间等这些情况都要和医生描述清楚。

（4）头晕或眩晕的伴随症状：眩晕的伴随症状可能是患者在就医时最不容易忽视的内容，特别是存在恶心、呕吐的患者，会反复和医生强调眩晕、呕吐程度。但事实上，恶心、呕吐的严重程度和眩晕本身的严重程度并不呈正比。前庭神经炎的患者会有剧烈的眩晕、恶心、呕吐，甚至"晕到无法坐起"，但该病预后良好。相比较恶心、呕吐，临床医生更重视是否合并有耳部症状，比如有没有一侧或双侧耳鸣、耳聋、耳闷感、耳胀感；有没有视力的障碍，比如视物模糊、"一个看成两个"的视物重影，看东西变形，眼前发花、发黑，不敢睁眼；有没有肢体麻木、言语不清、饮水呛咳；有没有怕光、怕声。

（5）既往病史：老年的急性眩晕或头晕患者首先需要排除脑卒中，这时患者是否存在高血压、糖尿病、高脂血症等心脑血管风险因素是重要的参考依据，包括既往是否存在心脑血管疾病发作史；还有头晕或眩晕发作前有无感染、发热，有无中耳炎、偏头痛；有没有精神情绪方面的疾病史。如果有则要和医生说明具体的病史长短。

（6）用药史：一些药物的不良反应也会引起头晕或眩晕，比如镇静安眠的药物会导致患者白天瞌睡、头晕、行走不稳，一些高血压药物会导致血压偏低等。所以患者在就诊时要及时向医生提供详细的用药信息，比如何时开始服药、用药时间的长短、近期是否调整过剂量等，以便医生查找原因。

（7）家族史：眩晕症是否遗传无法一概而论，很多眩晕的病因不完全清楚，某些眩晕疾病显示有一定的遗传倾向和家族聚集性，比如梅尼埃病、前庭性偏头痛和耳硬化症等。

对于眩晕的诊断，了解病情发展经过十分重要。患者要积极配合医生回忆，有时遗漏了既往病史，即便通过仪器检查也难以明确病因。能否提供准确详细的病史对医生的判断非常重要。通过详细的询问现病史、既往史、药物史、家族史等可以了解患者是单一疾病发作还是多种共发疾病，是旧病复发还是前庭功能失代偿，是否伴有并发症等。

医生建议

患者对病史的表述越详尽准确,越有利于医生选择针对性的检查和做出正确的临床诊断。很多时候患者将眩晕、头晕、不稳感、晕厥前等状态都笼统地表述为"头晕",这时候需要尽可能地向医生表述自己的主观感受。比如,"类似喝醉酒一样跌跌撞撞""像晕船一样摇摇晃晃"。有时候,某些疾病的诊断依据主要来自病史,而非前庭功能检查;不同部位的病变治疗预后也差别很大。因此,眩晕病史的提供至关重要!

小知识

在眩晕病史的收集中,眩晕持续时间最为重要。

几秒钟的眩晕提示可能为耳石症或内耳第三窗疾病;持续数分钟的眩晕同时伴有神经功能缺损症状,需要考虑短暂性脑缺血发作;数十分钟到数小时可能为典型的梅尼埃病;如果眩晕超过24小时,需要考虑前庭结构方面的问题,如前庭神经炎、迷路炎、后循环梗死或出血、多发性硬化等。还有眩晕界的"变色龙"——前庭性偏头痛,它的眩晕持续时间多变,可能为数秒、数分钟、数小时,甚至数天。超过3个月的长时间的慢性眩晕需要与双侧前庭病、持续性姿势知觉性头晕等进行鉴别,甚至很多可能是非前庭性眩晕。

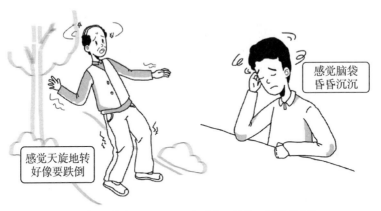

感觉天旋地转
好像要跌倒

感觉脑袋
昏昏沉沉

眩晕时可能伴有恶心、呕吐或耳鸣、耳聋、复视等症状

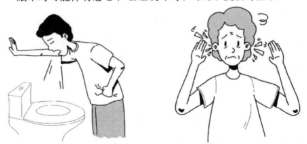

一些特殊的环境可能诱发眩晕
（比如看3D电影、处在拥挤的人群中、突然坐起）

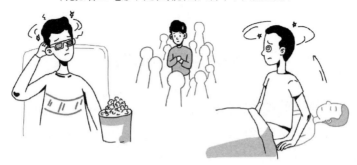

4 测测我的眩晕指数——眩晕评估量表

眩晕和头晕等感觉都是主观症状。虽然我们可以通过前庭功能检查来对患者的前庭功能状态进行客观的定量测定，但临床上很多时候患者的主观感觉和客观检查结果并不一致。有的患者前庭功能检查结果基本正常，但却感觉到明显的眩晕，以至于不敢独自行走、出门，日常生活受到严重影响。

这个时候，我们就需要用眩晕症状量表来对患者的主观症状进行定量分析，量表不但可以提供不同层面的眩晕定性诊断线索，还对判断患者是否建立代偿、病情转归和康复疗效有着重要的意义。

眩晕视觉模拟评分

眩晕视觉模拟评分（visual analogue scale，VAS）可用于对眩晕头晕的严重程度进行评估（见表 2 - 1）。VAS 是一条带有 10 个刻度的标尺，两端分别为"0"和"10"，0 代表无症状，10 代表眩晕症状最严重。患者使用 0～10 来评定自己眩晕或头晕主观症状的轻重程度。

表 2 - 1　VAS 评分

如果 0 分对您是完全无影响,10 分是极其严重的影响,那么总体来说眩晕或者不平衡感对您的影响多大? 请对您的严重程度打分。

眩晕完全无症状────────────────→眩晕极其严重

| 0 | 1 | 2 | 3 | 4 | 5 | 6 | 7 | 8 | 9 | 10 |

眩晕残障程度量表

眩晕残障程度量表(dizziness handicap inventory,DHI)最早由美国人 Jacobson GP 和 Newman CW 于 1990 年提出,是国内外使用最为广泛的眩晕主观量表(见表 2 - 2),用来量化评价眩晕患者日常生活能力。患者根据主观情况给出回答,答"是"记 4 分,答"有时"记 2 分,答"否"记 0 分。最终计算总分(DHI - T)和三个子项目得分:功能(DHI - F)、情感(DHI - E)、躯体(DHI - P)。得分越高,说明患者的主观症状及眩晕相关功能、情绪、躯体障碍的严重程度越重。

DHI - T 总分 0 分代表眩晕对患者无影响;≤30 分为轻度障碍;31～60 分为中度障碍;61～100 分为重度障碍。重度障碍的患者常伴有跌倒风险,需采取预防跌倒的措施。DHI - F(功能)指数得分从 0～36 分不等,其多于焦虑因素有关;DHI - E(情感)

指数得分从 0~36 分不等，反应的问题大多与抑郁相关；DHI‑P（躯体）指数得分从 0~28 分不等，主要提示躯体因素。如果患者的 DHI‑E 和 DHI‑F 指数较高，说明患者存在心理性因素，应及时进行焦虑抑郁状态的评估，从而进一步明确其是否合并有精神心理性疾病的可能。

DHI 还可以用于评价前庭疾病的治疗效果，如 BPPV 复位治疗、药物治疗前庭阵发症和前庭康复治疗老年人慢性单侧前庭功能障碍等。例如，BPPV 的患者在复位后如果仍有头晕，可以根据 DHI 子项目的得分情况分析残余头晕的相关因素，从而进一步选择治疗方案。

表 2‑2　眩晕残障程度量表

请根据您眩晕或不稳的实际状况来填写		是（4）	有时（2）	否（0）
P01	抬头向上看会加重头晕吗？			
E02	您是否会因为头晕而感到沮丧？			
F03	头晕会限制您的工作或旅行吗？			
P04	在超市的货架通道行走会加重头晕吗？			
F05	头晕会使您上下床困难吗？			
F06	头晕会影响您的社交活动吗？比如出去吃晚餐、看电影、跳舞或聚会			
F07	头晕会使您阅读困难吗？			
P08	进行剧烈活动时，如运动、跳舞；或者做家务，比如大扫除、放置物品时头晕会加重吗？			

续表

请根据您眩晕或不稳的实际状况来填写		是 (4)	有时 (2)	否 (0)
E09	是否会因为头晕而害怕独自出门？			
E10	是否会因为头晕在他人面前感到不好意思？			
P11	做快速的头部运动,比如转头是否会加重头晕？			
F12	是否因为头晕而不敢登高？			
P13	在床上翻身会加重头晕吗？			
F14	头晕会影响您做较重的家务或体力劳动吗？			
E15	头晕是否会使您害怕被误认为喝醉酒？			
F16	头晕是否会使您无法单独行走？			
P17	在人行道上行走会加重头晕吗？			
E18	是否会因为头晕而很难集中注意力？			
F19	是否因为头晕而使您在黑暗中行走困难？			
E20	是否会因为头晕而害怕独自在家？			
E21	是否会因为头晕而感到自己有残疾？			
E22	头晕是否给您和家人朋友带来压力？			
E23	是否会因为头晕感到心情压抑？			
F24	头晕是否影响了您的工作和家务？			
P25	弯腰低头时头晕会加重吗？			

DHI-T:(/100)	DHI-F:(/36)	DHI-E:(/36)	DHI-P:(/28)

眩晕症状量表

眩晕症状量表（vertigo symptom scale，VSS）是 1992 年由 Yardley 等首次用于评估 127 例眩晕患者的眩晕程度，适用于患者自评 1 年内眩晕严重程度和发作频率。眩晕症状量表（见表 2-3）中文版一共有 34 项，每项 0～4 分，分数由低到高代表发作频率逐渐增加，总分越高眩晕程度越严重。其中 0～33 分为轻度眩晕，34～67 分为重度眩晕，68～101 分为重度眩晕，102～136 分为极重度眩晕。

表 2-3　眩晕症状量表

下面的问题中列出了一些症状，请选择在过去 12 个月内(不满 1 年的，从眩晕症状第 1 次出现算起)您所产生的符合下列症状的次数所对应的数值。

在过去 12 个月中以下症状发生的频率	从来没有	少许(1～3次/年)	有些时候(4～12次/年)	经常发生(平均＞1次/月)	非常频繁(平均＞1月/周)
	0 分	1 分	2 分	3 分	4 分
1. 下列问题中，感到周围的物体旋转或晃来晃去，这种感觉持续的时间为：					
A. 少于 2 分钟					
B. 不超过 20 分钟					
C. 20～60 分钟					
D. 数小时					
E. 超过 12 小时					
2. 有心区或胸前区疼痛感					

续表

在过去12个月中以下症状发生的频率	从来没有	少许(1~3次/年)	有些时候(4~12次/年)	经常发生(平均>1次/月)	非常频繁(平均>1月/周)
	0分	1分	2分	3分	4分
3. 有忽冷忽热的感觉					
4. 因为感到严重不稳而跌倒					
5. 有恶心或反胃的感觉					
6. 感到肌肉紧张、板滞或酸痛					
7. 下列问题中,感到头晕、头昏或视物模糊,这种感觉持续的时间为:					
A. 少于2分钟					
B. 不超过20分钟					
C. 20~60分钟					
D. 数小时					
E. 超过12小时					
8. 发抖					
9. 有耳塞感					
10. 心慌					
11. 呕吐					
12. 有四肢沉重感					
13. 视觉障碍(如:眼花)					

续表

在过去12个月中以下症状发生的频率	从来没有	少许(1~3次/年)	有些时候(4~12次/年)	经常发生(平均＞1次/月)	非常频繁(平均＞1月/周)
	0分	1分	2分	3分	4分
14. 有头痛或头部困重的感觉					
15. 需要借助支撑才能站立或行走					
16. 气短、呼吸困难					
17. 记忆减退或者注意力不集中					
18. 下列问题中感觉不稳,即将失去平衡,这种感觉持续的时间为:					
A. 少于2分钟					
B. 不超过20分钟					
C. 20~60分钟					
D. 数小时					
E. 超过12小时					
19. 在身体某些部位有刺痛、针刺或麻木的感觉					
20. 下腰部疼痛					
21. 多汗					
22. 有昏不知人、眼前发黑的感觉					
总分:					

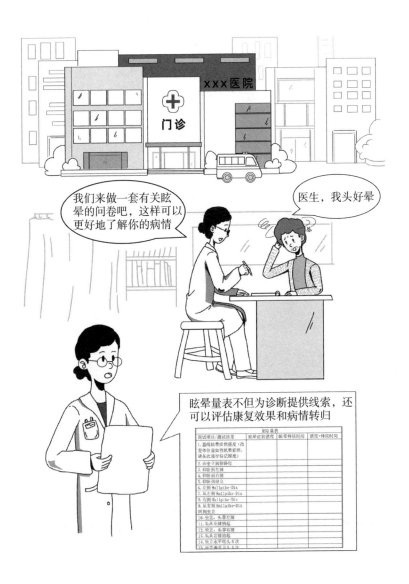

　　以上是在眩晕诊疗中常用的量表工具。眩晕量表可以将患者的主观描述变为定量的数值,在临床上这些量表常组合应用,可以比较全面地了解患者眩晕的状态、情绪状态以及对日常生活的影响。特别是对于一些不太会表述自己病情变化的患者,自评量表可以帮助医生了解患者的真实感受。

5 听力丧失的警示钟——听力检查

今天来眩晕门诊就诊的是位 45 岁的李女士。

李女士是从 3 年前开始反复眩晕发作的，最初的时候眩晕伴着耳胀，但眩晕好转后耳朵的不舒服感也缓解了。过去眩晕每次发作几个小时，休息过后就能好转。李女士一直以为是劳累导致的。最近一段时间，老公常常抱怨她看电视音量开得太响了，李女士耳朵有时也会嗡嗡作响。

在初步检查后医生建议李女士做个听力检查。

李女士却犹豫起来："以前也有医生要我去查听力的，我想想也没什么关系就一直没有去查。我是头晕呀，怎么还要查耳朵？"

医生笑着回答："可见我不是第一个叫你去做听力检查的人，说明眩晕的做听力检查很有必要是不是？"

有听力问题的人，都要警惕听力丧失的可能。如果伴有反复眩晕、耳闷、耳胀、波动性的听力减退，那就可能是听力丧失的警钟。

眩晕为什么要做听力检查呢

很多眩晕性疾病是因为内耳的前庭器病变所导致的。内耳中的前庭是位置觉感受器，出现病变时会导致"眩晕"。内耳中的耳蜗是听觉感受器，出现病变是会导致"听力损伤"。在第一章里我们曾说到内耳的骨迷路内部是膜性的囊管，称为膜迷路，内部充满了淋巴液。这种结构使前庭器和耳蜗相连，所以前庭和耳蜗容易受到同一种疾病的影响，除了会出现眩晕，还能引起听力损害。很多周围前庭性疾病如果出现了听力损伤的症状，都要进行听力检查来评估损伤的严重程度。还有些处于疾病早期的患者，听力损伤的症状尚不明显，也可以通过听力检查来尽早发现，延缓病情加重。

哪些眩晕性疾病会有听力问题

我们比较熟悉的梅尼埃病就有典型的眩晕、耳鸣、耳聋三联征。李女士就是这种典型的患者，发病初期有耳胀、耳鸣，随后出现眩晕、站立不稳、恶心、呕吐。在眩晕逐渐好转后，耳鸣、耳胀的症状也逐渐缓解，听力较平时似乎没有什么改变。但是，随着病情的进展，反复发病后听力可能无法逆转，出现永久性的听力损伤，通常大多是低频听力损失。所谓的低频听力是频率在500赫兹（Hz）以下的声音，比如日常生活中比较低沉的交谈。所以梅尼埃病一旦出现了听力损伤会对日常生活产生较大的影响。

此外,前庭性偏头痛、迷路炎、耳毒性眩晕、听神经瘤眩晕也常常和听力损失同时出现,不同的疾病,听力损伤的特点有所不同。而前庭神经炎可能有剧烈持续的眩晕、恶心、呕吐而无听力症状。所以,根据症状的不同选择听力学和前庭功能的检查,能够帮助医生更有效地对眩晕性疾病进行鉴别诊断。

听力检查怎么做

听力检查方法有多种。门诊医生会用一个"Y"形的金属棒进行简单的听力检查,称为"音叉试验"。音叉在敲击后会发出纯音,医生将音叉放在患者的耳边或耳后的颅骨上,询问两侧听到的声音是否有差别,从而初步判断双耳听力的差别和听力损伤的类型。人耳对声音的传导有两种方式,一种是气传导,另一种是骨传导。气传导声音通过空气传导,空气中传播的声音被耳郭收集后,经过外耳道、鼓膜、听骨链,再经前庭窗传入内耳引起听觉。骨传导是将声波通过颅骨、骨迷路引起听觉。大家记不记得小学课本里的一则故事:音乐家贝多芬失聪后还坚持作曲,用牙齿咬住木棒顶在钢琴上,钢琴发出的振动通过木棒传递给颅骨,再从颅骨传到听觉神经,引起听觉。故事的真实性暂且不去讨论,但这的确利用了声音骨传导的原理。如果你用双手捂住耳朵,自言自语,无论多么小的声音,我们都能听见自己说什么,这也是骨传导作用的结果。无论是气传导还是骨传导,最终内耳都要通过耳蜗将声音转变为神经冲动传递给大脑。所以，如果是严重的神经性耳聋，无论是通过气传导，还是骨传导都无法让人感受到声音。

临床上，更常用纯音听阈检查的方法来检测听力，简称电测听检查，可以理解为检测不同频率下听力的范围。电测听检查依赖于患者的分辨，如果不能很好地配合检查，就无法出具准确的检查报告。在做电测听前，医生会询问被检查者有无耳鸣、噪声接触史等，进行相关的病史询问，这时一定要如实相告，不要觉得就是在医院随便检查一下，最终数据误差大的话会直接影响医生的判断。

在做电测听检查时，患者会处在一个密闭的房间内，这个房间具有一定的隔音效果，会相对安静，有些人甚至会睡着。而且进行纯音听阈测试是测你能听到的最小声音阈值，所以注意力不集中的情况下可能会听不到，一定要集中注意力检查。医生会给患者戴上耳机，耳机会发出不同频率的声音。两侧耳朵分别检查，每次只测一侧。为防止未检查测的耳朵"偷听"，会在另一侧加上噪声，所以要保持注意力集中，不要被噪声干扰。在听到像"嘀、嘀、嘟"这样的声音时都要举手示意或是按下应答开关。在监测过程中也不要随便说话，可以先举手示意后再和医生说话。当某个频率的声音消失时，就代表在这个频率上的真实的听力。在检查完成后，医生会把测试到不同频率的听力连成一条曲线，最终绘制成每个人独一无二的听力曲线图，由此完成听力测试。

正常情况下,骨传导的效果较气传导差。如果音叉试验结果发现骨传导优于气传导,称为瑞内(Rinne)实验阳性,说明是鼓膜或中耳的病变导致气传导障碍引起的听力下降或消失,称为传导性耳聋。比如急、慢性中耳炎或耳硬化症等。这种听力减退以低频音为主,不伴有眩晕。

另一种感音性耳聋则是由耳蜗病变引起的听力下降,又称为神经性耳聋,这时候骨传导和气传导听力水平都会下降,见于迷路炎、听神经瘤等。听力障碍以高频音为主,同时伴有眩晕。

还有一种罕见的中枢性耳聋,是双侧蜗神经核及核上听觉中枢径路损害导致的听力减退,往往合并有脑干或大脑病变的其他症状。

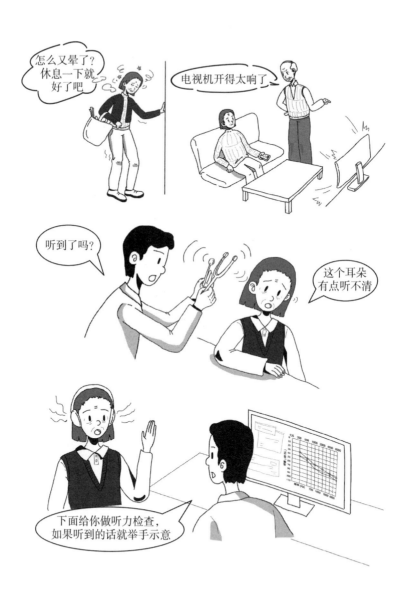

6 "不要怪我儿子"——家属的态度

李老太今年 80 多岁了,有高血压、糖尿病,是神经内科的"老病号"了,平时一直在门诊开药,病情还算平稳。因为高龄,这几年慢慢出现了记忆减退的情况,听力也不好,生活也需要子女照顾。通常都由女儿带她来门诊,这一次却由儿子带来看病了。原来,李老太半年前曾因头晕在神经内科急诊就诊,当时诊断为"良性阵发性位置性眩晕(耳石症)",给予药物倍他司汀治疗后头晕好转了。2 天前,李老太再次出现了头晕,躺在床上起不来,还呕吐了 2 次,勉强起床也是摇摇晃晃站不稳,说话也有些不清楚了。家属于是给李老太服用了倍他司汀,可是李老太还是头晕不止,家属赶忙又送来急诊。

"以前吃一片,一天 3 次,这次给她一次吃 2 片也没有用。"李老太儿子看着轮椅上的老太太,"医生你给她输液吧,她以前也有过的,挂点盐水就好了。"

"头晕的时候你在做什么?"医生问。

"就是两天前开始晕的。"还没等李老太回答,儿子就抢着回答。

"我也不记得了……"李老太含含糊糊地答道。

"现在是一阵阵地晕还是一直持续地晕?"

"就是一直头晕,头不能抬,一起床就头晕,人好像要跌倒。"

"这种头晕以前有过吗?"

"什么? 你说什么啊?"李老太表示听不太清楚。

"这种头晕以前有过吗?"医生又大声地重复了一遍。

这时候李老太的儿子又赶忙急着说:"她听不见的,就是老毛病了呀,医生你就给她输液就好了。"

医生仍是继续问李老太:"有没有觉得手脚不好活动?"

由于李老太严重的听力问题,医生的每个问题都要重复几遍她才能回答,儿子明显不耐烦起来了:"她就是老毛病了呀,输液就好了。"

看来病史询问是很难进行下去了,于是给李老太进行了简单的体格检查。然而体格检查也因为李老太的听力问题无法完全配合,似乎右手的指鼻欠稳准。考虑到患者老年高龄,有高血压、糖尿病的血管风险因素,有脑卒中的症状,医生给李老太开了验血、心电图和头颅 CT 检查单,建议她住院治疗。

突然传来一声怒喝:"她就是老毛病了,只要输液就好了,哪里要住院!"李老太的儿子突然暴怒起来。

"什么?"医生愕然,"你是不希望我给老太太做检查吗?"

医生也有些生气了:"我问老太太情况,给她做检查是要故意寻开心吗? 问也不问清楚就忙不停地给病人用药你觉得没问题吗?"

李老太儿子不说话了,扭过头不去看医生。倒是李老太突然开口了,脸上带着不安和歉意说:"医生,你不要怪我儿子……"

医生看着李老太,没有再说话。

在临床工作多年,其实医生也是理解这种心态的。做子女的当然希望老人健健康康、没病没灾。他们认为把老人照顾好,让老人什么都不用担心,饭来张口、衣来伸手,这是最大的孝顺。而医生的多问、多查,似乎成了对老人的"冒犯"。但是,实际情况是,老人的一些常见病、多发病,在没有医疗背景的普通人眼中,看上去似乎是同样的毛病,并不能准确判断病情的严重程度。

医生听了李老太的话,不再和她的儿子生气,让李老太儿子先带她去做检查,稍后再和他解释病情。检查结果显示,头颅 CT 检查提示右侧小脑有低密度影,血糖 19.5 mmol/L,肝功能、肾功能也有异常。医生把化验结果告诉给李老太儿子,再次向他解释了病情的严重程度,这次李老太儿子情绪平静多了,也同意让李老太住院治疗。

出门时,李老太儿子小声对医生说了声抱歉,然后推着母亲离开了。

医生提醒

老年患者出现病情变化,并不一定是既往的疾病复发,有时由于认知下降或听力减退等因素,可能无法配合病史的询问,需要谨慎辨别,进行更仔细的体格检查和辅助检查。给老年人进行体格检查和辅助检查是为了明确诊断,从而准确治疗,家属无须过度忧虑。

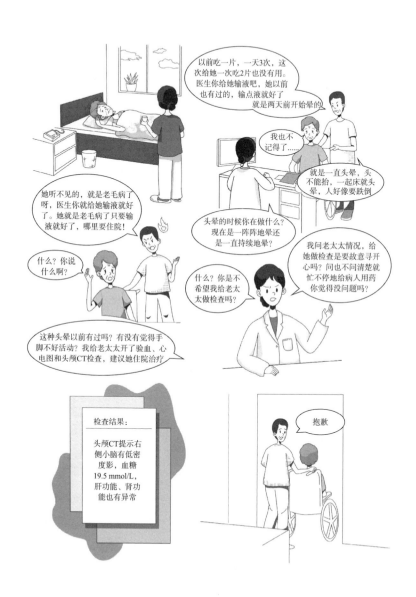

诊断及鉴别篇

第三章

眩晕门诊每天会接诊各种不同的眩晕/头晕患者,有的人反复头晕长达数十年;有的人晕起来就像一阵风,说来就来,说走就走;有的人不但有眩晕,还伴有肢体活动异常或言语障碍……医生的工作就是从这些形形色色的眩晕患者中识别出恶性眩晕,给予及时的救治。对于良性的眩晕进行诊断、鉴别,用医疗手段治愈疾病或减缓疾病的进展,同时给予患者日常生活的建议。本篇通过一个个临床故事来介绍一些常见的眩晕/头晕疾病,让你对眩晕疾病有更深的了解。

① 离家出走的"石头"——良性阵发性位置性眩晕

在综合性医院常会设置一些专病门诊,比如头痛头晕专门门诊,顾名思义,就是专门看头痛、头晕患者的门诊,同时也包括眩晕的患者。这是临床上非常常见的症状,虽然属于神经内科诊疗范围,但也涉及五官科、精神科等其他科室的情况。这里来讲一个陈先生的故事。

陈先生是一家大型连锁超市的市场经理,平时工作繁忙。有一天早上起床的时候突然感到天旋地转,感觉房子都倒过来了,还伴有一阵阵的恶心。他赶紧躺下,但是一翻身,房子又转起来了,吓得他不敢睁眼,一动也不敢动,脸色苍白,冷汗直流。

这种情况持续了半个月,发作次数多了,白天也觉得昏昏沉沉,无法集中精神工作。为此陈先生去了不少医院检查,做了头颅 CT、颈椎 MRI 等检查,但结论不一,有的说是颈椎病,有的说是脑供血不足,甚至在医院输了几次液但仍未见好转。

这天,陈先生来到了头痛头晕专门门诊。"医生,我这个头晕,比晕车、晕船、晕飞机还要难受。"陈先生痛苦地说。

听了陈先生陈述的病情，医生怀疑他得了"良性阵发性位置性眩晕"。

"良性……位置……什么眩晕？这是什么意思？"陈先生不解地问道。

"良性阵发性位置性眩晕（benign paroxysmal positional vertigo，BPPV），也称作耳石症，临床上更多用它的英文缩写BPPV。"医生解释道，"'良性'意味着疾病不严重，没有多大风险；'阵发性'是指这个病的头晕是阵发性的，最严重的眩晕状态一般仅持续数秒至数十秒而已；'位置性'是指头晕的发作与头位改变相关，一般在低头、仰头或床上翻身时出现头晕或头晕加重；'眩晕'是一种天旋地转的晕，还可以引起自主神经功能的紊乱，导致恶心、呕吐、走路不稳等症状。这么解释，你清楚了吗？"

"明白！那为什么又叫耳石症呢？是耳朵里的耳屎吗？我耳朵平时蛮干净的呀，怎么会有耳石？"陈先生再次发出灵魂拷问。

医生被陈先生逗笑了："耳石肉眼不可见，可不是你以为的'耳屎'"。

原来，在人的内耳中与半规管连通的椭圆囊和球囊表面，附着着一种碳酸钙结晶颗粒——耳石。耳石的作用是感受人体的运动，向大脑传递人体的运动信息。随着年龄增长，耳石的局部结构自发性退变，或是遇到头部外伤，耳石从椭圆囊或球囊脱落，掉入半规管内。当头部运动时，耳石带动半规管内的内淋巴液的流动，造成两侧前庭张力失衡，从而引发眩晕。耳石非常微小，通常是直径3～30微米的六边形晶体耳石，主要由蛋白质和碳酸钙组成，形似鹅卵石道。如此微小的耳石在肉眼并不可见，需要在显微镜下观察，所以不要再认为耳石就是"耳屎"啦。

"用一种简单的说法，耳石症就是内耳的耳石'离家出走了'。"

"医生，你这么说我就明白了。"陈先生恍然大悟，"那我怎么会得这个病的呢？我平时就是工作忙一些，也没三高，怎么就得了这个眩晕的病呢？"

"大部分的耳石症原因不明，有些由于曾经有过外伤或者得过其他耳科疾病，如梅尼埃病、前庭神经炎等。现在年轻人工作压力大，经常熬夜，生活不规律，长时间低头看手机，这些都有可能导致耳石症。"

除了以上原因，耳石症的发作也和年龄有关，椭圆囊和球囊内的耳石数量随着年龄增长减少，可能是耳石自发脱落的结果。其次，耳石症与偏头痛、高血压、高脂血症和脑卒中独立相关，这暗示着某些耳石症具有潜在的血管机制。

但近年来，随着人们生活方式的改变，长时间熬夜、低头玩手机和工作等情况发生，耳石症的发病率越来越高，年发病率高达（10.7～600）/10万，终身患病率约为2.4%，尤其是年轻人也变成高发群体之一。现在的年轻人，长期处于压力之下，睡眠不好，过度疲劳，可能正因为这些不良生活状态，使内耳的小动脉发生痉挛、缺血等情况，从而导致耳石症的发生。再加上低头玩手机、用电脑，长期处于不良头位姿势，加重内耳血管痉挛、细胞缺血，使耳石更易脱落而致病。

接着，医生让陈先生躺在诊疗床上，给他做了几个简单的转体动作，陈先生顿时觉得脑袋清爽了很多。"你的眩晕病已经好了,这就是耳石症,我给你做了手法复位,没问题了。"

"这么快就好了？太神奇啦！谢谢大夫,真是'手到病除'啊!"陈先生没想到困扰了他半个月的头晕这么快就解决了。

小知识

眩晕有多种原因,哪种眩晕才是耳石症？可以从以下这3个特征来判断:

● 特定体位诱发的眩晕:比如起床时、在床上翻身时、转头时、低头抬头时。

● 在头位变化后出现的短暂眩晕:多持续数秒钟,一般不超过1分钟,呈天旋地转的眩晕。头位不变时眩晕消失,头位变化后再次发作。

● 可治疗,可自愈,多数人在几天或几周后好转。

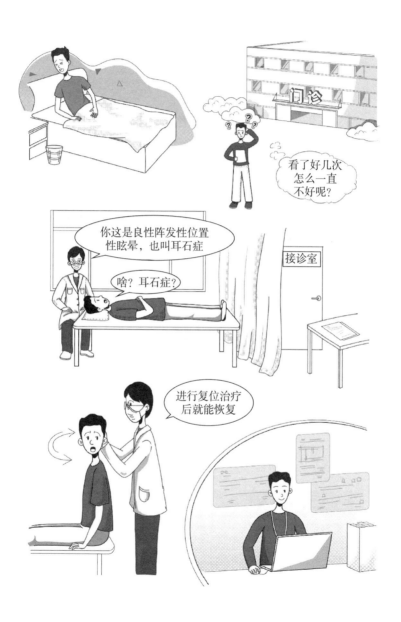

2 眩晕伴耳鸣耳聋——梅尼埃病

这天，诊室里又来了一个"眩晕"的患者。和往常一样，患者王女士一进门先叙述了她的病情：

"我今天早上一起床以后突然开始天旋地转，头一动就晕，又恶心想吐，吐也吐不出来，还有点出冷汗。"

"这种天旋地转的晕持续多长时间呢？"医生问道。

"好像有半分钟吧，躺着不动就好些了。"还没等医生继续发问，王女士又发话了，她已经给自己下好了诊断，"医生，我这个是梅尼埃病，我以前也发作过的。"

"哦？以前什么时候发作的？"医生问道。

"已经好多年了，七八年前就发作过。也是这样的头晕，人觉得要倒下来了，我自己网上查了一下，是梅尼埃病。"王女士十分自信地说。

医生没有急切地否定她，而是问："你有没有过耳鸣，觉得耳朵嗡嗡响？或者耳朵胀胀的？"

"这倒从来没有过。"王女士回答。

"那有没有觉得听力下降？比如看电视看手机声音调得很大？"医生又问。

"那也没有。"王女士想了想，再次否认。

"你可能得的不是梅尼埃病哦。"医生告诉王女士。

王女士疑惑了："不是梅尼埃病吗？梅尼埃病不是这样天旋地转的头晕吗？不是梅尼埃病是什么？"

医生告诉王女士："梅尼埃病除了眩晕还会有耳蜗症状，比如耳鸣、耳聋，这些情况你都没有。反复眩晕不都是梅尼埃病。"

梅尼埃病（Meniere's disease，MD）是一种原因不明的、以内耳膜迷路积水为主要病理特征的内耳病，临床表现为发作性眩晕、波动性听力下降、耳鸣和（或）耳闷胀感。很多人会将耳石症误认为是梅尼埃病。梅尼埃病和耳石症在突然发作时的症状几乎一样：天旋地转，恶心呕吐，浑身无力，心慌出汗。简单来说，如果只是单纯的眩晕和由此引起的恶心呕吐，那是耳石症，如果除此之外还伴随着耳鸣、耳聋和内耳的胀满感，那是梅尼埃病。相比梅尼埃病，耳石症的患者应该更庆幸些。

虽然很多人将反复的眩晕误认为是梅尼埃病，然而梅尼埃病其实是非常少见的。报告显示，每10万人中只有34～190人患有梅尼埃病，其中女性占多数。典型的发病年龄在30到50岁之间。本病很少有首次发病在70岁以后或20岁以前者，仅10%具有家族性。

梅尼埃病的发病与耳蜗和前庭的内淋巴积水有关，因此会有听力和平衡障碍。梅尼埃病的典型临床表现是自发性的眩晕和波动性的耳部症状，比如听力减退、耳鸣或耳胀感。梅尼埃病的眩晕和听力障碍并非同时出现，一般在眩晕发作后的 24 小时内出现听力变化。有的患者会先出现感音神经性听力损失，在几个月或几年后再有眩晕发作，称为"迟发性梅尼埃病"。

要诊断梅尼埃病，至少要 2 次或 2 次以上发作的自发性眩晕，每次持续时间为 20 分钟到 12 小时，同时伴有波动性的听力症状，听力检查中显示为低中频感音神经性听力损失。王女士目前虽然没有耳鸣、耳聋的症状，但也不能完全排除梅尼埃病早期的单纯性的眩晕发作，或是由于王女士过度关注眩晕而忽略了耳聋的情况。于是医生给王女士进行了听力检查，检查结果显示王女士的低频、高频听力都正常。同时，王女士 Dix-Hallpike 位置试验阳性，这说明，王女士的这次发病是耳石症造成的。王女士在进行了复位治疗后，眩晕明显好转了。

在这个故事里，王女士最终诊断并非梅尼埃病，她的眩晕症状也在复位治疗后得到好转。但发作期的梅尼埃患者是痛苦的，会有走路不稳、跌倒的可能，还有可能导致长期的卧床活动不能自理，影响患者的日常生活和工作。此外，长期反复的眩晕会使患者精神压力增大，逐渐产生抑郁情绪，由于害怕梅尼埃病的突然发作而无法进行正常的日常活动。还有些患者由于处于疾病的早期，间歇期没有症状而被忽视，让人错以为自己很健康，不以为意，不积极治疗，导致间歇期越来越短，病情逐渐加重。

因此，得了梅尼埃病的患者必须进行系统的治疗，否则会使症状加重，发作次数逐渐增多，发作间歇越来越短，甚至可能长时间处于眩晕的状态。

梅尼埃病急性期的患者会有剧烈的眩晕、恶心、呕吐，甚至无法站立、行走，这时候需要注意自身安全，防止跌倒，并积极寻求医疗帮助，给予止吐、止晕的治疗，以减轻痛苦。眩晕发作时，尽量睁开双眼用摄像机拍摄 20 秒左右的眼震视频，每 20 分钟左右记录一次，可以帮助医生在事后判断患者的发病类型和病情进展。平时可以在家中常备一些晕车药，如苯海拉明等，在急性眩晕发作时服用。

在急性眩晕发作以后就进入了间歇期，这期间部分患者的耳部症状可能减轻或消失。在此期间内，日常生活护理尤为重要，良好的生活方式可能延缓病情的进展，较少发作，提高生活质量。

最重要的一点就是限制盐分的摄入。梅尼埃病的患者每日盐分摄入控制在 3～5 g，也就一个拇指甲盖大小。除了平时烧菜时候要尽量少放盐，其他"隐性盐"的食物也要少吃，比如各种调味品、腌制菜、腐乳、榨菜、加工肉类、薯片、饼干等。同时，一些刺激性的食物如咖啡、烟、酒、浓茶等也要限制摄入。几乎可以说，得了梅尼埃病就和外卖拜拜了。饮食上增加蛋白质、膳食纤维的摄入。

其次是生活规律，不要熬夜、过于劳累，保证充足的睡眠。尽量减少电脑、手机等声光刺激。适当运动、减轻压力，保证良好的身体状态。

梅尼埃病相对来说还是一个良性的疾病，经过正规的治疗，大多数患者可以得到良好的控制。所以要正确认识这个疾病，以减少对梅尼埃病的恐惧和焦虑，积极配合医生的治疗。

小知识

梅尼埃病和 BPPV 是临床上常见的耳源性眩晕疾病,两者之间有一定的相关性。由于梅尼埃病的膜迷路积水可能导致耳石器椭圆囊受损,继发耳石脱落,因此梅尼埃病患者中 BPPV 的发病率更高。脱落的耳石诱发迷路梗阻,会进一步加重迷路积水。因此,BPPV 也可能是梅尼埃病一个可能的致病因素。

原发性 BPPV 患者 80%～90% 为后半规管 BPPV,而梅尼埃病继发 BPPV 可以累及双侧任意的一个半规管。有研究显示更多累及梅尼埃病患侧耳的水平半规管,甚至引发半规管不可逆的损伤。

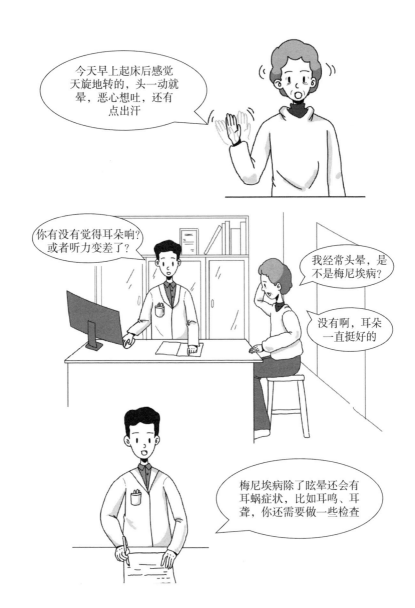

3 被误诊为急性肠胃炎的
眩晕病——前庭神经炎

下面的故事是一位患者所经历的"被误诊为肠胃炎的眩晕病"的经历。

一个周末的急诊班,诊室里来了一个年轻的女孩子,就是这个故事的主人公——小美。她是被朋友搀扶着进来的,刚坐下就软绵绵地趴在了诊室的桌上。神经内科大多是老年病,接诊的大多是中老年患者,像小美这样 20 多岁的年轻人并不常见。于是医生问:"这是怎么了? 哪里不舒服? 多久了?"

看着小美萎靡不振的样子,她的朋友着急地回答:"医生,她都吐了 3 天了,黄疸水都吐出来了,又晕又吐。"

医生问:"吐了 3 天怎么才来看?"

小美强撑着坐起来,和医生诉说了她曲折的就诊经历。

今年 22 岁的小美前两天出差回来觉得头晕晕的,以为是出差太累了,休息了一晚。第二天小美一睁眼就觉得天旋地转,刚想坐起来就开始剧烈地呕吐,吐了 10 多次。小美觉得可能出差吃坏东西了,就来到社区医院看急诊。接诊的是急诊内科的医生，给小美做了头颅 CT、血常规、电解质等检查，只发现有一些低钾，医生考虑是急性肠胃炎引起的电解质紊乱，予以开了补液治疗。

"我输了一天液，还是头晕、呕吐，人站也站不稳，内科医生让我来看神经科。我也不懂，怎么呕吐要看神经科？医生，我到底是不是得了肠胃炎啊？"

医生没有立刻回答她，而是先让她配合做了一个简单的查体。医生让小美闭上眼睛，轻轻晃动她的头部，再让她睁眼盯着医生的鼻子，小美的两个眼球出现了规律地轻微晃动。医生又让小美双眼注视医生的鼻子，颈部放松，将她的头快速转向一边，小美的双眼在转头的一瞬间出现了晃动，然后目光再回到注视医生。这种检查称为甩头试验，小美转头时目光离开目靶一瞬间称为捕捉性扫视。在进行甩头试验时，如果患者的眼球出现捕捉性的扫视，那么头部转向的一侧迷路可能出现了功能障碍，也就是甩头试验阳性。

至此，医生心中初步有了答案。"你这个病叫作前庭神经炎，是前庭神经受感染引起的疾病，主要就是表现为头晕、恶心、呕吐。"医生向小美解释道，"我先安排你住院。"

好在小美及时住院后头晕、恶心、呕吐明显好转了。入院后小美又进行了头颅磁共振、前庭功能等一系列检查，排除了其他类似的疾病，同时给予止吐剂、激素、营养神经等治疗。出院时，医生又再次叮嘱小美，一定要定期到门诊复诊，前庭神经炎的病程后期可能仍会有持续的眩晕感，需要继续做前庭康复治疗。

❸ 被误诊为急性肠胃炎的眩晕病——前庭神经炎

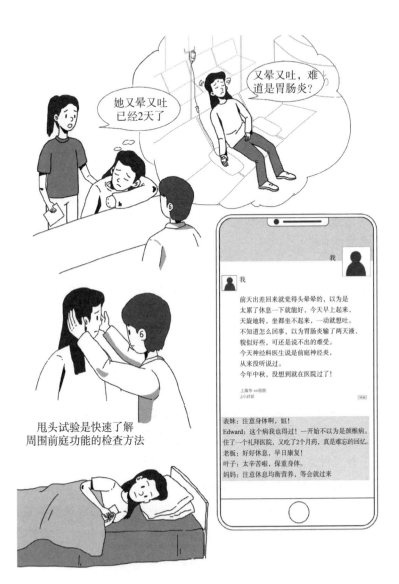

甩头试验是快速了解周围前庭功能的检查方法

前庭神经炎(vestibular neuritis,VN)又称前庭神经元炎,这是由于前庭神经受损而引发眩晕的疾病,发病年龄一般在25～50岁。在外周前庭疾病中,前庭神经炎的发病率仅次于良性阵发性位置性眩晕和梅尼埃病。发病时患者会出现剧烈的眩晕、恶心、呕吐等症状,严重者会有站立不稳,向一侧倾倒。一些前庭神经炎的患者会在病情早期由于剧烈的呕吐而被误诊为"急性胃肠炎",从而贻误了诊治。

导致前庭神经炎的确切病因并不明确。目前比较多的说法是病毒感染,有病理学研究结果显示,前庭神经炎患者的前庭神经节细胞中可以检测到Ⅰ型单纯疱疹病毒,推测前庭神经炎的发病可能与潜伏病毒再激活有关。也有部分患者在发病前2周可能有呼吸道病毒感染的经历。

前庭神经炎通常发病很突然,有像小美这样早上醒来时发病的,也有在日常生活中突然出现剧烈的眩晕。一项长期随访研究显示,前庭神经炎的复发率低于2%,所以反复发作的眩晕患者一般不考虑为前庭神经炎。前庭神经炎的患者在急性期症状剧烈,剧烈的呕吐和眩晕感可能会让人卧床不起。这时医生会给予止吐、止晕的处理,可能还会给予激素治疗。激素能够减轻水肿,改善神经肿胀,虽然有一定的不良反应,但只要能用量适宜,及时减量撤药,并不会有严重的影响,所以无须过分担心。大多数患者几天后可以站起来走路,但症状完全恢复可能要数星期以后。有些患者可以完全恢复,但也有30%～50%的患者会出现不同于之前的眩晕感的慢性头晕,感觉头昏昏沉沉,日常活动中易感到劳累和不舒服。

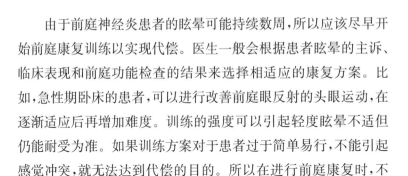

由于前庭神经炎患者的眩晕可能持续数周,所以应该尽早开始前庭康复训练以实现代偿。医生一般会根据患者眩晕的主诉、临床表现和前庭功能检查的结果来选择相适应的康复方案。比如,急性期卧床的患者,可以进行改善前庭眼反射的头眼运动,在逐渐适应后再增加难度。训练的强度可以引起轻度眩晕不适但仍能耐受为准。如果训练方案对于患者过于简单易行,不能引起感觉冲突,就无法达到代偿的目的。所以在进行前庭康复时,不要害怕训练时产生的眩晕、恶心等不适,这种晕的过程正是康复的过程。

大多数前庭神经炎的患者预后良好。需要说明的是,在前庭神经炎恢复期,患者眩晕症状的改善更多是中枢代偿的结果,而不是患侧前庭功能恢复所致。因此,在病后一段时间内,前庭功能检查的结果仍会有异常。但前庭功能检查的结果和患者后期的眩晕或头晕症状并无相关性。患者持续存在头晕不适、不平衡感及即将跌倒感等后遗症状更多与患者本身的焦虑状态、人格特质、视觉依赖等因素相关。

医生建议

前庭神经炎患者在急性期会有明显的眩晕、恶心、呕吐,当症状改善时,应尽早进行前庭功能检查,如双温试验、甩头试验、前庭诱发肌源性电位、转椅试验等。这些检查有助于医生进行前庭神经损伤的定位、制订个性化前庭康复评估和预后评估。

4 时间就是大脑——后循环脑梗死

"滴——嘟——滴——嘟——"伴随着响亮的鸣笛声,一辆救护车驶入急诊候诊区。

收到急诊护士电话的神经科医生立即赶到急诊大厅,一个老先生躺在推车上,旁边是陪同他一起来院的老伴。

"什么情况?"医生立即开始询问病史。

"他刚刚吃饭的时候还是好好的,吃完在沙发上看电视,突然说头晕,我想扶他去床上躺躺休息下,谁知道歪歪扭扭不会走路了。"老伴回答。

"什么时候发生的事?"医生问。

"就刚刚,11:00 吃的饭,大概 11:30 的时候就发现他不对劲了。"

"以前有些什么毛病?"

"高血压、糖尿病都有的。"

此刻,医生的心里已经基本明白了,这可能是卒中超急性期的患者!医生拍拍躺在推车上的患者,轻喊道:"老陈,老陈,现在哪里不舒服？"

老陈微微张开紧闭的双眼说道："头晕……房子转……"。不等他说完，医生已经立即开始快速地体格检查。果然，老陈右手晃晃悠悠无法指到自己的鼻子，右足跟也没办法稳定地放到左边的膝盖上——右侧指鼻试验、跟膝胫试验都是阳性。现在离老陈发病只有 1 小时的时间，还在脑梗死溶栓时间窗之内，医生马上指挥护士启动脑卒中绿色通道流程。

"老太太，老陈可能发生脑梗了，现在需要马上去做头颅 CT 检查。"医生说。

"怎么头晕就脑梗了呢？"老伴不解地问，"我知道嘴巴歪、讲话不好、手脚不好动是脑梗，怎么头晕也是脑梗啊？"

等待老陈做头颅 CT 的功夫，医生向老陈的老伴解释："头晕也有可能是脑梗的。脑子里有一部分管协调肌肉活动、控制平衡的地方，如果那个部位发生梗死，可能引起运动协调功能障碍，这种'晕'和平时的头昏也不一样，人会觉得眩晕、站立不稳、走路歪斜。你看，刚才我让老陈手指鼻子，他是不是也指不准了？ 这就是运动协调功能出问题了。"

"是的，是的，他就是这样站不住的。"老陈的老伴信服了。这时候，老陈的头颅 CT 也做完了，没有显示显著的异常，排除了脑出血，再解释了溶栓治疗的获益后，老陈很配合地接受了溶栓治疗。

好在老陈在发病 1 小时就及时赶到了医院，在经过医生的评估和检查后，到到医院 30 分钟后就进行了溶栓治疗。老陈在溶栓后住院继续治疗脑梗死，在后续的头颅磁共振检查中，果然发现了老陈的右侧小脑发生了梗死。

小脑和脑干的病变可能会导致眩晕，但并不是急性眩晕的最常见原因，仅占急诊就医的眩晕患者的 10% 以下。但是如果因漏诊而未获得及时治疗可能引起严重的后果，如肢体瘫痪、言语困难、吞咽障碍等。有研究表明，有症状的脑血管病的致残率为 50%～70%，也就是说，只要得了脑梗死、脑出血这类疾病，有一半以上的患者可能会留下后遗症。

神经科医生经常说的一句话："时间就是大脑！——Time is Brain！"对于急性脑梗死的患者，特别要强调时间观念，这是由大脑的特点决定的。全脑血供一旦中断，6 秒内神经细胞代谢就会受影响，10～15 秒内患者意识丧失，2 分钟内患者脑电活动停止，持续 5 分钟以上则脑细胞发生不可逆损害。每多等 1 分钟，就会有 190 万个神经细胞死亡。一旦发生脑梗死，在病变的超早期，梗死中央区的神经细胞已经发生了不可逆的坏死，但梗死周围存在缺血边缘区，称为"缺血半暗带"。这一部分区域如果血流迅速恢复，损伤的组织仍可能挽救。所以像老陈这样的患者，需要在脑梗死发生的 4.5 小时内——也就是通常所说的溶栓时间窗内，最多 6 小时内给予溶栓治疗，能够挽救"缺血半暗带"。一旦超过了这个时间，即使再进行溶栓，脑组织也可能出现"缺血再灌注损伤"，不但溶栓效果下降，还大大增加出血的风险。因此，越早进行溶栓治疗，脑卒中的预后越好。

对于年龄超过 55 岁的急性眩晕患者，首先要明确有无脑卒中。老年患者如果合并有高血压、糖尿病、高脂血症等血管风险因素，就已经是脑卒中的高危人群了。这类患者发生急性持续性

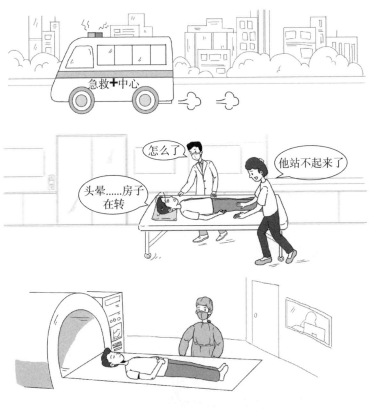

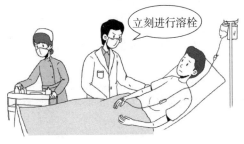

的眩晕，首先就要考虑脑卒中，应立即到医院急诊科就诊。

简言之，一旦确诊为脑梗死，切忌"等等看"，脑梗死的治疗需要争分夺秒！

再一次见到老陈是出院2周后的门诊，此时老陈的眩晕已经完全缓解了，行走不稳也好转了。老陈还觉得有一些右手做精细动作时不灵活，医生告诉他，已经发生过脑卒中的患者需要积极的二级预防，今后要坚持服药，定期进行复诊、康复治疗。

老陈不由感叹："真没想到头晕也会是脑梗死，幸好来得及时，医生判断准确，及时溶栓，现在都好了。"

医生提醒

除了脑梗死，椎基底动脉系统短暂性脑缺血（transient ischemia attack, TIA）也可能导致反复眩晕。有研究显示，62%就诊于眩晕门诊的患者表现为单纯眩晕发作，其中19%的患者以TIA为首发形式。TIA单纯眩晕发作时间在一分钟到数分钟不等，一天可发作数次。42%反复发作的TIA单纯眩晕最终可发生脑梗死，短者在1～10天后出现，长者2年后发生脑梗死。TIA单纯眩晕发作是脑梗死的预警，若能在这段时间及时诊治，可有效减低脑梗死的发生率。

除了眩晕，脑卒中发作时有其他很多先兆，这里说个比较好记的FAST口诀。

（1）F（Face，脸）微笑：当面部两侧不对称或一侧嘴角歪斜，就提示异常。

（2）A（Arm，手臂）举起双手：让患者双臂平举 10 秒，有一侧手臂无力往下掉，就提示异常，双腿亦如此。

（3）S（Speech，说话）语言流畅：回答问题时，吐字不清、说不明白或无法说话，就提示异常。

（4）T（Time，时间）抓紧时间：如果有上述其中一个状况出现，请马上拨打急救电话"120"，就近到卒中中心治疗，争取抢救时间，尽快行溶栓治疗。

卒中早期识别FAST法则

时间就是大脑，时间就是生命

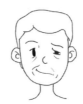

Face-脸

微笑测试：
一侧脸部表情不正常

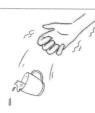

Arm-手臂

举手测试：
一侧手臂无法举起

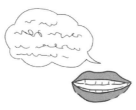

Speech-说话

语言测试：
说话不清楚或无法说话

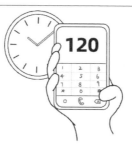

Time-时间

症状出现要警醒：
赶紧拨打"120"

5 眩晕界的"变色龙"——前庭性偏头痛

这天神经科急诊接诊了一位眩晕的患者。

来者是 62 岁的李阿姨,只身一人来就诊,晃晃悠悠地走进诊室,一边用手摩挲着胸口,时不时地想要恶心打嗝。

李阿姨向医生诉说起了病情:昨天突然开始头晕、恶心、呕吐,觉得天旋地转,晕得人站也站不起来,还满头大汗,只能卧床休息。今天头晕比昨天好一些了,能强撑着爬起来,可是还觉得昏昏沉沉,所想来医院输液吃点药。

医生问:"你这样的头晕恶心以前有过吗?"

李阿姨说"老毛病啦,已经有六七年了,退休以后就开始反反复复头晕,有时候晕得厉害,眼睛也发花,看东西也看不清,还会拉肚子。"

"以前晕一次要持续多久呢?"

"一般都要两三天,晕过就好了,发作的时候简直要命。好的时候啥事情都没有,我每天去跳广场舞呢。不过一年里总要发作个七八次,每次说发病就发病了,我家里说我像做戏一样的。"

医生建议李阿姨先做个检查,明确一下头晕的原因,李阿姨却拒绝了:"医生,不用查了,我都查过的,连磁共振成像检查都做过的,就是腔梗、脑供血不足呀,输液就好了。"说完,便拿出上个月拍的头颅、颈椎磁共振的报告:多发性腔隙性脑梗死,髓质增生,椎间盘突出。

光看报告似乎没有什么特殊的异常,医生又调出了李阿姨的头颅磁共振片子,通过仔细观察,果然发现和平时的高血压腔隙性脑梗死不同,李阿姨的病灶分布在皮质和皮质下,而高血压的腔隙性脑梗死多在基底节区,或是脑室旁的白质疏松。医生又询问了李阿姨的既往病史,她明确否认了自己有高血压、糖尿病等导致动脉硬化的疾病。可见,李阿姨的眩晕并不是简单的"脑供血不足"。

医生又问道:"你以前年轻的时候有没有过头痛?"

李阿姨惊讶地问:"医生,你怎么知道? 我小姑娘的时候就有头痛的,偶尔会发作。后来30多岁的时候开始偏头痛,几个月就要发一次的。月经结束以后头痛到慢慢好了,很少发作了。"李阿姨又想了想,"头不痛了,倒变成头晕了。"

医生又问:"家里人有没有类似的情况,比如你妈妈、兄弟姐妹?"

李阿姨感叹道:"医生你又知道了! 我妈妈也有的,她也是反反复复头晕。我女儿现在30多,也和我年轻时一样偏头痛。这是个遗传病啊! 到底是什么毛病?"

"这叫前庭性偏头痛,也是临床上很常见的反复发作的一种眩晕,多见于中年女性,有家族聚集发病倾向。具体的发病机制目前尚不能完全解释清楚。有部分女性患者在更年期阶段出现的偏头痛向前庭性偏头痛发作的转变或与内分泌激素水平变化相关。"医生向李阿姨解释道。

困扰了李阿姨多年的疾病终于真相大白——前庭性偏头痛（vestibular migraine，VM）：年轻时反复的偏头痛发作,中年后头痛症状逐渐变化为反复眩晕,可是"变化多端"。这也是 VM 临床上的一大特点,VM 的眩晕症状可能有自发性眩晕、位置性眩晕、头动诱发头晕/眩晕、姿势不稳、振动幻视、视觉诱发头晕/眩晕和方向性倾倒,几乎可以"模仿"所有头晕疾病,所以被称为头晕界的"变色龙"。

和它的特征一样,VM 也有不少"偏名",如偏头痛性眩晕、偏头痛相关性头晕/眩晕、偏头痛相关性前庭病等。在复发性眩晕相关性疾病中 VM 位于第 3 位,以女性居多,40～54 岁的女性前庭性偏头痛年发病率为 5%,在发生眩晕等前庭症状之前,大部分患者有偏头痛和晕动病（晕车）病史。部分女性在更年期阶段出现偏头痛向 VM 发作的转变与内分泌水平变化有关。除此之外,偏头痛家族史也十分常见。有关前庭性偏头痛的发病机制尚未完全阐明,多种因素可能参与其中。目前,有研究显示偏头痛是始发因素,进而引起前庭功能障碍。

由于李阿姨正在疾病的急性发作期,仍有明显的眩晕和呕吐等前庭症状,医生给她开了改善眩晕和止吐的药物。一般在 VM 发病的急性期,医生可能会针对患者的前庭症状选用一些前庭抑制的药物,称为"前庭抑制剂"。这些药物能改善患者的眩晕、呕吐症状，但长期使用会抑制患者自身的前庭代偿功能，所以用药一般不超过3天。急性期的常用药物还有曲坦类、麦角类、非甾体抗炎药等，还可选用少量的苯二氮䓬类、选择性5-羟色胺再摄取抑制剂等，根据医生的建议用药。

最后，医生向李阿姨强调了间歇期预防的重要性，改善生活方式可以减少眩晕发作的次数和程度。在平时生活中要尽量避免可能导致VM发作的原因，如紧张、疲劳、过度体力活动、睡眠不足，还有一些食物也会引起VM发作，如奶酪、红酒、阿斯巴甜、味精、巧克力等。不要喝酒，特别是不要喝葡萄酒，少吃含有谷氨酸钠的食物，少吃含有亚硝酸盐的腌制品，这些食物摄入过多可能导致血管扩张，从而诱发或加重偏头痛。平时也要尽量减少手机、平板电脑等带来的声光刺激。必要时也可以进行前庭康复训练，能够有助于改善合并焦虑、抑郁的VM患者的自我感知能力和客观的平衡功能。

医生提醒

VM患者常常因为长期的头痛、眩晕合并有焦虑、抑郁的症状，可以在医生的指导下加用一些抗焦虑、抗抑郁药物，睡眠障碍的患者可以加用安定类药物改善睡眠。但由于VM存在多种疾病共病的情况，用药时要注意药物潜在的不良反应和禁忌证，无论是加量、减量还是停药都应该遵从医嘱。

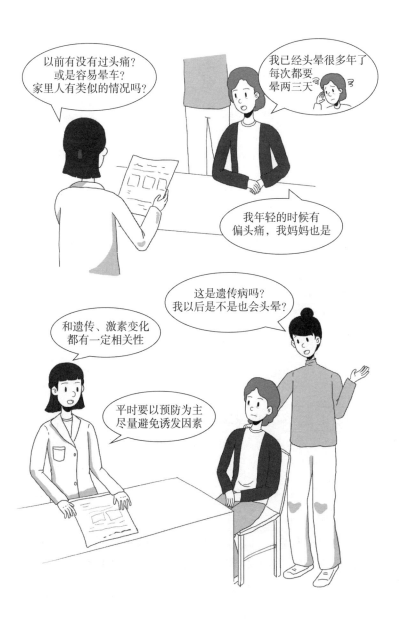

⑥ 晕像一阵风，吹完它就走——前庭阵发症

　　林女士是某高校行政部门的主管，1周前开始出现反复的眩晕不适，每次持续几秒钟，发作前毫无征兆，有时低头时会发生，有时走路时也会发作，甚至会觉得走不稳。恢复后又一切如常，感觉眩晕"就像一阵风，来无影去无踪，吹完它就走"。一开始林女士没有在意，以为是要准备开学工作忙所以太累了。可是眩晕一直反复发作，甚至一天发作十几次，已经严重影响日常生活与工作。

　　林女士自己在网上查询后怀疑自己是BPPV（良性阵发性位置性眩晕，耳石症），于是去医院就诊，在2次复位后眩晕仍没有好转，服用了抗眩晕的药物效果也不明显。家里人怀疑她脑供血不足，于是建议她用些活血化瘀的药物扩张血管。林女士在医院用了改善循环的药物后眩晕仍没有改善。

　　林女士很疑惑，自己又没有高血压、糖尿病，年纪也不算大，怎么就会出现"脑供血不足"呢？带着这样的疑问，林女士再次来到医院，这次她就诊了头痛头晕专科门诊。

医生在给林女士进行了磁共振检查后发现她一侧的前庭神经处有一段血管交叉压迫，考虑她为"前庭阵发症"。林女士在服用了药物卡马西平后眩晕明显好转了，1周后林女士再也没有发作眩晕了。

那么，什么是前庭阵发症？

前庭阵发症（vestibular paroxysmia，VP）最早是在 1975 年由 Jannetta 等发现，为血管压迫第Ⅷ对脑神经引起的眩晕，1994年正式命名为前庭阵发症，其发病率占所有头痛头晕疾病的 3.7%，男女的发病率无明显差异，发病年龄一般在 25～77 岁。目前尚未发现遗传因素在 VP 发病中作用的依据。

VP 最主要的症状是短暂发作的旋转性或非旋转性眩晕，上文里林女士发病的状态就是 VP 眩晕的典型表现：短暂反复的眩晕发作，每次持续时间短，症状刻板，卡马西平治疗有效。部分患者的眩晕会在头部转头或体位发生变化时发作，开车、深呼吸或是处于振动的环境中也可以诱发，发作时会有恶心、呕吐、耳鸣、耳闷、听力减退等症状，类似于梅尼埃病发作，甚至会有头痛、头部压痛感、头部间断性刺痛、视物模糊等表现。可见，光从临床表现上来说，VP 和很多其他眩晕性疾病如 BPPV、梅尼埃病等有很多相似之处。大多数 VP 患者眩晕发作的时间仅 1 秒钟，最多不超过 1 分钟；有部分患者发作持续时间可能更长，或者随着病情的进展持续时间延长。

再回到林女士这个病例，林女士在发病后曾被怀疑是 BPPV、脑供血不足。进一步的磁共振检查证实了血管压迫神经，从而支持了 VP 诊断。

实际上，随着磁共振成像方式的迅速发展，利用磁共振的多种成像方法可以清楚地显示 VP 患者神经血管交互压迫的类型、责任血管、血管压迫的位置及角度等。也就是说，对于临床诊断为可能 VP 患者，如果经磁共振检查发现明显神经血管交互压迫现象则更加支持 VP 的诊断。那是不是磁共振发现了血管压迫神经的现象就可以诊断为 VP 了呢？

并不是！在前庭疾病的国际分类中，血管压迫神经的影像学证据并不能作为诊断 VP 的标准。研究表明，有多达 35%～42% 的正常对照病例在磁共振检查时也会发现血管神经交互压迫的现象。

林女士在发病的初期误认为自己是 BPPV。两者的确有很多相似之处，后者的眩晕由头位或体位相对重力改变而引发，可以经过体位诱发试验来鉴别。此外，还有梅尼埃病、前庭性偏头痛、阵发性脑干发作等也是需要鉴别的疾病。对于反复发作的眩晕，还是应该尽早到医院就诊明确诊断。

在这个病例里，林女士服用了药物后眩晕得到了改善。对于怀疑是 VP 的患者，可以给予小剂量卡马西平（200～800 mg/d）或奥卡西平（300～900 mg/d）进行试验性治疗。也就是说，怀疑是 VP 的患者在应用以上药物有效时进一步支持了 VP 的诊断。

对于一部分不能耐受药物治疗的 VP 患者可以进行手术治疗。有一些报道显示，微血管减压术是目前治疗神经血管压迫疾病的有效手术方法，将责任血管从受压的神经上移开，并在血管和神经之间植入垫片以防止血管和神经的进一步接触。有研究表明，VP 患者进行微血管减压术后的有效率可达 75%～100%。

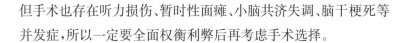
但手术也存在听力损伤、暂时性面瘫、小脑共济失调、脑干梗死等并发症，所以一定要全面权衡利弊后再考虑手术选择。

小知识

　　3D - TOF - MRA 是目前临床最常用于辅助诊断 VP 的磁共振序列。国内外已经有多项研究结果显示 3D - TOF - MRA 序列下 VP 患者神经血管交互压迫的阳性率在 93%～97%。VP 最常见的责任血管是小脑前下动脉，其次为小脑后下动脉、椎动脉。最常见的血管压迫类型为Ⅲ型（袢压迫：血管袢环绕前庭蜗神经并产生压迫）；其次为Ⅰ型（点压迫：仅压迫前庭蜗神经局部），并当血管神经之间的角度在 45°～135°时，VP 发病的概率较大，这可能与起自基底动脉中下 1/3 段或椎动脉的小脑前下动脉穿过或横过前庭蜗神经走行区，由内上向外下进入桥小脑角的解剖走行有关。

7 笑一笑就发昏——外淋巴瘘

　　周阿姨最近忙着搬家,有一次搬完重物后耳朵突然"噗"的一声。几小时后周阿姨感觉眩晕、站立不稳,左边耳朵听不清声音,而且有耳鸣、耳闷感。周阿姨曾经到医院就诊过,当时诊断为梅尼埃病,吃药后仍感觉时有眩晕,走路也是摇摇晃晃,反反复复有1个月了,有时候打个喷嚏、哈欠或者掏掏耳朵一下子就发作了。

　　"医生,你说说,我现在在家都不敢笑的,一大笑头就更晕了,就怕自己笑一笑,人就背过去了。"周阿姨无奈地调侃道。

　　无独有偶,刚刚海岛游归来的李女士也遇到了类似的情况。

　　海岛游时李女士免不了参加了潜水项目。在潜水前,李女士先在潜水学校学习了潜水的基本知识。教练向李女士简单介绍了潜水可能会遇到的问题。开始潜水后,李女士立刻被色彩斑斓的水下世界吸引了。在下潜时,李女士做了几次鼓气动作后,突然感觉双耳耳胀、耳闷。李女士当时没有在意,仍然按之前教练的指导做了耳压平衡动作,但收效甚微。上岸后,李女士感觉眩晕不适,而且一侧耳朵听力也变差了,再做屏气动作后症状就会更明显。李女士赶忙匆匆结束了海岛游行程，到医院就诊。

周阿姨和李女士发病的症状和经过类似，都是在用力后出现眩晕和听力障碍，伴有耳鸣、耳胀。这些症状在做咳嗽、喷嚏或者用手掏耳朵等压力改变时更为明显。经过检查后，医生诊断为外淋巴瘘（perilymphatic fistula，PLF）。

"这是什么毛病？听也没听说过嘛。"周阿姨诧异道。

要理解这个"外淋巴瘘"，我们首先来复习下内耳的结构。

内耳呈螺旋管道的结构，分为骨迷路和膜迷路，里面充满液体，称为淋巴液。膜迷路内的液体是内淋巴液，骨迷路与膜迷路之间的液体是外淋巴液。正常情况下，内外淋巴液之间是没有沟通的。

外淋巴瘘就是内耳的骨质或膜结构被破坏，如迷路、圆窗或前庭窗骨质缺损，致使外淋巴液溢出到中耳腔的一组疾病。也就是说，充满液体的内耳与含气的中耳及乳突腔之间形成了异常通道。这个异常的通道就是瘘管，瘘管可以是先天性的，也可以由外伤、用力动作、外科手术或疾病腐蚀了骨迷路引起。

外伤或用力所致的外淋巴瘘患者，患耳会先听到"噗"的爆裂声，就像周阿姨那样。之后出现听力下降、耳鸣、眩晕三联征，这是外淋巴瘘最普遍的症状，很类似梅尼埃病。患者会有反复的眩晕，一次发作持续数秒钟至数天，或呈波动性的慢性发作，或是平衡障碍。听力方面表现为突发性神经性耳聋，伴有波动性的耳鸣、耳胀满感，还有患者会描述为脑袋里有流水声。由于外淋巴瘘对耳道压力改变很敏感，在进行吞咽、打哈欠等动作时，咽鼓管开放会使耳道压力变化,如周阿姨和李女士在咳嗽、大笑时都会感觉症状加重。

周阿姨在医院检查的过程中,进行了迷路瘘管试验。听上去似乎很复杂,其实是让周阿姨戴上视频眼震电图仪,然后给周阿姨的外耳道加压,观察周阿姨的眼震变化。此时,医生才终于明确的周阿姨这次眩晕、耳鸣的"元凶"。除了迷路瘘管试验,高分辨率 CT 或 MRI 检查也有助于发现骨迷路是否存在异常,可以用来鉴别是否为先天性、外伤性或医源性的外淋巴瘘。

如果是用力引发的急性外淋巴瘘,一般可以采取高枕卧床 1 周、避免用力动作的保守治疗。如果保守治疗效果不佳,就要采取外科手术修补了。

小知识

由外伤史所致平衡障碍的外淋巴瘘患者预后最好,以耳鸣或者突然听力丧失为唯一症状的患者预后最差。曾有研究显示,目前大多数外淋巴瘘患者治疗后前庭症状可消失,而听力恢复则需要由症状持续的时间和严重程度来决定,有时甚至无法恢复或者恶化。

8 走走晕晕，坐坐停停——双侧前庭病

　　老王去年退休以后赋闲在家，每日收拾屋子，帮子女带带小孩买买菜。虽然老王年轻时曾被确诊过系统性红斑狼疮，但病情一直控制得很稳定，日子过得倒也轻松自在。不知道什么时候开始，老王觉得眼睛出了问题，看到的东西就好像一个晃动的摄像机，马路上斗大的字似乎在跳动，只有停下来才看得清。一开始老王没在意，以为是年纪大，老眼昏花了。渐渐地走路也开始不稳了，常觉得脚高脚低。有一次在公园里凹凸不平的健身步道上行走时差点跌倒，幸好被身边的人扶住。晚上在光线不好的地方走路更走不稳了。奇怪的是，虽然看东西模糊、走路不稳，但是安静坐着或平躺时，却"感觉完全正常"。因此家人觉得平时出门常处于走走、晕晕、停停、坐坐状态的老王"脑子出了问题"，建议他去医院看看，但是做了头颅磁共振、心脏超声、心电图等检查后都没有发现问题。

　　直到医生给老王进行了前庭功能的检查，才最终确诊为双侧前庭病（bilateral vestibulopathy，BVP）。老王很奇怪，这究竟是

个什么毛病呢？

在前文中我们已经说过，前庭和维持人体平衡有关，如果外周前庭器、前庭传导通路上的神经核团或是中枢的前庭系统出现缺失或者减弱，就会逐渐导致行走、姿势不稳、视物模糊的现象。这种疾病多见于老年患者，通常发病隐匿，进展缓慢，持续多年，也是导致老年人跌倒的常见原因，严重影响日常生活。

引起 BVP 的原因有很多，也有部分患者原因不明，最常见的是耳毒性药物（详见《药物性眩晕》）、双侧梅尼埃病、脑膜炎等。还有肿瘤、自身免疫性疾病等也是导致 BVP 的病因。曾有研究回顾分析若干 BVP 患者，发现所涉病因有 20 余种。本文中的老王有系统性红斑狼疮史，是自身免疫性疾病中的一种类型，这可能也与他发生 BVP 有关。

BVP 患者的典型症状是行走、站立时步态不稳，但坐位、卧位时正常，这和前庭脊髓反射的功能缺失有关，这种不稳感在黑暗时或地面不平时加重。这是因为除了前庭觉，视觉、位置觉也参与维持人体平衡，当患者处于不能通过视觉输入（黑暗）、位置觉输入（路面不稳）得到平衡代偿的状态时，姿势平衡障碍就会加重。

另一个典型症状是"震动幻觉"，患者在行走或快速头部运动中会感到视物模糊、感觉物体都在晃动，常常无法阅读街上的标牌或辨认对面行人的面孔。有些患者甚至在静坐时随着心跳、咀嚼动作出现症状。这种现象可以用前庭眼反射（VOR）来解释。VOR 是稳定视线的重要反射，保证头部在运动时，眼球可以以同样的速度向相反方向运动，以保证视线固定在同一位置。一旦 VOR 机制损伤，人体这种"固定视线"的功能就会出现障碍。因此，导致运动中视物模糊或出现"振动幻视"。

除了行走不稳和振动幻视，BVP 患者还可有其他症状，比如慢性头晕、反复发作性眩晕、耳鸣、耳聋等。但这些都不是 BVP 的典型症状。

BVP 可以通过前庭功能的检查来进一步明确诊断：比如视频头脉冲试验（vHIT）双侧前庭—眼反射增益＜0.6 可视为异常；冷热试验对冷热刺激的反应减弱（每侧冷刺激和热刺激诱发的眼球震颤的慢相最大峰速之和＜6°/s）；旋转试验时水平半规管前庭—眼反射增益值＜0.1。

由于 BVP 的患者初始症状不明显，很多患者在就诊时已经存在明显的前庭功能损害。有随访观察显示，随着时间的推移，有 80% 的患者前庭功能障碍无明显改善，临床表现和前庭功能检查的结果显示加重的趋势。所以对于 BVP 患者的治疗应尽可能地防治前庭功能障碍的进一步加重。在积极治疗原发病的同时，可以通过前庭康复锻炼来促进中枢代偿和视觉和本体觉的替代作用，从而加快对前庭功能丧失的适应。近年来有研究显示，传统或虚拟环境下的前庭康复锻炼有助于 BVP 患者的平衡功能恢复。

医生提醒

　　耳毒性药物也是导致 BVP 的一个重要原因,比如氨基糖苷类抗生素可以造成听力减退、耳鸣、眩晕等不良反应,儿童、老年人、肾功能不全的患者用药风险大,要慎用。过去,有很多儿童因腹泻使用庆大霉素治疗,庆大霉素就属于氨基糖苷类抗生素。曾有报道,在我国每年约有 3 万名儿童因不当用药造成中毒性耳聋,其中 95% 以上为使用氨基糖苷类药物导致。虽然药物不良反应发生的概率可能是千分之几,但放在个人身上就是百分之百。再次强调,抗生素不可滥用。

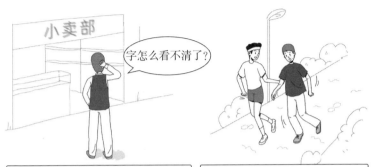

退休后的老王发现最近经常看不清字

在不平的路面上行走也容易跌倒

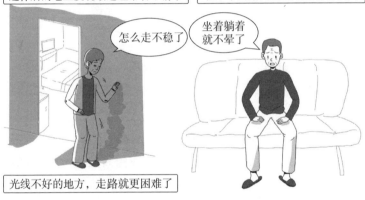

光线不好的地方，走路就更困难了

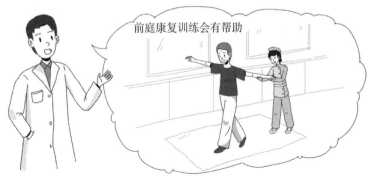

前庭康复训练会有帮助

9 吃药也会头晕——药物性头晕

今天眩晕门诊接诊了一位头晕的患者。

来者是一位中年大叔，看上去有些烦躁，脾气也有些急。大叔说自己最近头晕三四天了，总是觉得头昏脑涨，白天迷迷糊糊想睡觉。

医生初步询问了一些有关头晕的问题并进行了神经系统检查，并没有发现特殊的异常。难道是情绪因素引起的头晕，他的样子看上去的确有些焦虑。

当医生问到患者最近有吃过什么药时，大叔如灵光闪现，说他一个月前背部得了带状疱疹，日夜疼痛难忍。医生给他开了止痛片"普瑞巴林"，说是可以治疗神经痛。吃了药以后疼痛的确缓解了。

"那你是什么时候开始吃的？"

"好像是三四天前，你这么一问，的确是吃了以后就开始头晕了。"

"你是怎么吃的？"医生问。

⑨ 吃药也会头晕——药物性头晕

"每天早上1粒,下午1粒,有时候痛得厉害就再加1粒。"大叔回答。

大叔带来的药物——普瑞巴林,每粒75 mg,大叔的药量是每天150～225 mg。但是按照普瑞巴林药物说明书,该药物的初始剂量为75 mg或150 mg,每日2次,或每次50 mg,每日3次,然后再根据患者的耐受情况调整药物剂量。也就是说,大叔目前的服药量已经超过了药物说明书的推荐剂量。说明书上还注明该药最常见的不良反应就是头晕。

医生给大叔调整了药物剂量,建议先从小剂量、夜间服药开始,根据头晕和带状疱疹疼痛的情况再加量。药物减量后大叔的头晕果然好转了。可见,患者这次的头晕就是药物引起的。

类似这个大叔这样的故事在临床上并不少见,有不少患者的头晕就和药物有关。

最常见的就是由于服用镇静助眠类的药物,如艾司唑仑、阿普唑仑、地西泮、唑吡坦等。这类药物会导致各种头晕和不稳。有研究显示,苯二氮䓬类和其他镇静类药物是老年人跌倒及髋关节骨折的主要风险因素之一。这些药物可能引起头晕、瞌睡、注意力降低、反应速度减慢,这些都可能导致跌倒。在长期大剂量用药后甚至可能产生小脑毒性,导致行走不稳,进一步增加跌倒风险。

精神类药物也是造成药物性头晕/眩晕的常见原因。例如,抗抑郁药阿米替林、米氮平可能引起直立性低血压,患者会在直立时出现血压下降从而导致头晕。

急性眩晕综合征的患者会在急性期使用前庭抑制类的药物

来减轻眩晕、恶心症状。但这些药物本身也可能导致头晕，因为长时间使用这些前庭抑制类的药物会干扰前庭功能受损后正常的中枢代偿机制。而且前庭抑制剂本身有镇静作用，也可能导致头晕。

除了用药后立即引起头晕的药物，还有些药物会引起延迟性头晕发作。这时药物的影响可能是不可逆的，即不可恢复，在停药后不良反应仍可能存在。氨基糖苷类抗生素是最常引起迟发性、不可逆性头晕不良反应的药物。可能造成双侧前庭功能衰竭而导致头部活动时振动性幻觉和平衡障碍，特别是肾功能异常的患者更为严重。庆大霉素是造成双侧前庭功能丧失最常见的原因，占双侧前庭功能病因的 10%～20%，远高于其他病因。

除了以上提到的这些药物，还有哪些药物会引起头晕/眩晕呢？表 3-1 给大家列举了临床上常见的引起药源性头晕的药物分类。

表 3-1　药源性头晕药物分类

作用机制	药物种类	药物举例
镇静	镇静剂	地西泮、阿普唑仑、艾司唑仑
	巴比妥酸盐	苯巴比妥
	脂肪族吩噻嗪类	氯丙嗪
前庭抑制	抗组胺剂	茶苯海明、异丙嗪
	苯二氮䓬类	地西泮、劳拉西泮
	抗胆碱能	东莨菪碱

续表

作用机制	药物种类	药物举例
耳毒性	氨基糖苷类	庆大霉素、链霉素
	糖肽抗生素	万古霉素
	烷化剂	顺铂
	袢利尿剂	呋塞米、依地尼酸
	非甾体类抗炎药	阿司匹林、布洛芬
	抗疟药	奎宁、奎纳定
小脑毒性	抗癫痫药	卡马西平、苯妥英、苯巴比妥
	苯二氮䓬类	地西泮、氯硝西泮
	无机盐	锂盐
直立性低血压	利尿剂	噻嗪类利尿剂、呋塞米
	血管扩张剂	硝酸甘油、异山梨酯
	β受体阻滞剂	普萘洛尔、美托洛尔
	α受体阻滞剂	酚苄明、哌唑嗪
	钙通道阻滞剂	硝苯地平
	血管紧张素转换酶抑制剂	卡托普利、依那普利
	三环抗抑郁药	阿米替林
	脂肪族吩噻嗪类	氯丙嗪
	多巴胺类	左旋多巴、培高利特
降低血糖	抗糖尿病药物	胰岛素、磺脲类
	β-受体阻滞剂	普萘洛尔
其他	抗疟类药	甲氟奎
	喹诺酮类抗生素	氧氟沙星、曲伐沙星

医生提醒

引起药物性头晕/眩晕的药物着实不少,所以在就诊时要及时向医生提供详细的用药信息,以便医生查找头痛的原因。在用药时也要遵循医嘱,切勿随意自行增减药物剂量。在使用安眠镇静类药物时,优先选用非苯二氮䓬类药物,如唑吡坦、佐匹克隆等,避免长期用药,尽量在晚上上床后再服药。在更换药物、调整药物剂量、半夜下床时,都要特别注意跌倒的风险。

⑩ 站起来就头晕——直立性低血压

　　头晕和眩晕在老年人群中很普遍，经常被当作是一种年龄老化的正常现象。颈椎病和脑供血不足常被当作头晕的"垃圾桶"，在系统的病史采集和体格检查都没有进行的情况下，就随意地归结为此。其实，老年患者和年轻患者一样，首要的诊断目标都是寻找病因，从而进行对应治疗。然而老年人的头晕和眩晕病因并不单一，有时是多种疾病的共同结果。因此，对于老年患者，首先需要明确致病因素。

　　一次，70多岁的李阿姨由家属陪着来看眩晕门诊，李阿姨一进门就说："医生，我老是觉得头晕"。这样的开场白可以说在头痛头晕门诊是屡见不鲜了。医生问她头晕了多久了，李阿姨回答："已经2年了，总是觉得头晕。"

　　医生又问她："你头晕的时候有没有感觉房子转、天旋地转？或者像坐在船上的感觉？有没有恶心、呕吐？"

　　"就是走路走不稳，人觉得摇摇晃晃的，还会头重脚轻，脚像踩在棉花上，恶心、呕吐倒没有。"李阿姨回答。

"头晕和走路不稳是同时出现的吗？"

"走路一直不稳，好像越来越严重了。头晕是一阵一阵的，白天起来就晕，走走路、站一会就晕得更明显，一定要坐下来，躺下来就好一点。"

"那你有没有晕倒过呢？"医生又问。

"晕过的呀，有几次吃完饭起来走走，就觉得头晕眼花，人就躺在地上了。"

旁边的家属也从包里拿出一沓检查化验单："医生，我们去看过好多地方了，也没查出什么毛病，一会说是颈椎病，一会又说是脑供血不足，有时候输输液也就好一点，但是过段时间又会发作，这次我们想要好好查查清楚。"

医生仔细查看了李阿姨带来的病史和曾经做过的检查。李阿姨有高血压 5 年，长期服用高血压药，但平时不监测血压；有 2 型糖尿病史 10 多年，长期胰岛素治疗，2 年前曾检查肌电图发现糖尿病性周围神经病变；半年前曾进行右髋关节置换手术；颈部血管超声检查发现动脉斑块，没有明显的狭窄闭塞。冷热水试验结果正常；颈椎 CT 提示轻度椎间盘突出、颈椎退行性变；近期还做过头颅磁共振检查发现双侧大脑半球白质内多发的小腔隙灶。

医生还在看检查单，李阿姨就着急地问："医生，我是不是得了颈椎病啊，你看这个单子上有椎间盘突出，头颅 CT、磁共振都说我是腔梗。"

说到这里，医生心里大概对李阿姨的头晕的病因已经有了初步的印象。"你先别急。"医生安慰她道，"医生的诊断不光靠检查单,还要结合病史、体格检查综合判断。"

医生给李阿姨进行了体格检查,结果显示:患者闭目难立征站立不稳,闭眼时加重;直线行走轻度不稳;双侧膝反射、踝反射消失;双侧位置觉、振动觉减退;右侧踝关节因疼痛活动受限;位置试验阴性。在进食后测患者血压,仰卧位时 130/85 mmHg,直立位时 85/50 mmHg,有眩晕感。

在进行了详细的病史询问、体格检查以及综合辅助检查的结果,医生对李阿姨的病情有了初步的判断。李阿姨的"头晕"其实表现为两个方面:一是平衡障碍,李阿姨有行走时不稳感,自觉像脚踩棉花,夜间和暗处更明显,体格检查显示深感觉障碍,说明这种走路的不稳感主要是糖尿病周围神经病变引起的,这是主要因素;其次高血压、糖尿病等动脉风险因素造成的皮质下缺血灶、髋关节活动受限和年老也占有一定的原因。二是直立性低血压,患者特别是在进食后更为明显,这在高血压、糖尿病患者中也比较常见,糖尿病患者的自主神经功能障碍可能进一步加重直立性低血压的情况。

医生向李阿姨和家属解释了病因,李阿姨说:"从来没有一个医生解释得这么清楚,谢谢你啦。现在这个病可以治好吗?"

"糖尿病性周围神经病没有很好的药物治疗的手段,需要积极控制血糖,延缓病情的进展。直立性低血压还是有一些预防措施的。你起床时特别要注意,先坐起来,等一分钟再起床。还有,吃完饭平卧半小时到两小时;适当增加盐分的摄入;在吃饭前饮水 300～500 ml;少食多餐,尽量控制碳水化合物的摄入。李阿姨你现在血压不高,可以把降压药改为睡前服用。"

"还有一点，"医生又补充道，"李阿姨你髋关节活动受限，主要是术后康复不到位引起的，需要继续做康复治疗，增加关节的活动度，再慢慢进行直立训练。等关节活动情况好转了，走路不稳也会慢慢好一些的。"

　　此后，李阿姨在康复科进行了髋关节的康复治疗，慢慢地，行走不稳的情况比原先好转了。调整了生活方式后，头晕发作的情况也比以前少了。

　　老年人的头晕/眩晕有可能是多种原因引起的。本文提到了老年人头晕的一个常见疾病——直立性低血压，它是血压调节异常的一种表现。当人体从平卧位改为直立位或是长时间站立后，血压出现明显下降，从而导致头晕、头痛，甚至出现视物模糊、疲乏、心悸等表现。

　　直立性低血压在各个年龄段都有可能发生，老年人更为常见，特别是合并多种疾病的虚弱老人。据统计，65 岁以上老年人出现直立性低血压的比例为 15%，75 岁以上高达 30%～50%，是老年人晕倒或晕厥的重要危险因素。因此老年人一定要引起重视。

　　典型的直立性低血压在直立后 30 秒～3 分钟后血压下降超过 20 mmHg，伴有直立性头晕、视野狭窄、黑蒙甚至晕厥、背部钝痛。患者有也可能只有心慌、疲劳、恶心、发抖等轻微症状，坐下或平躺后症状可以减轻。

　　其实我们在家中就可以自测是否存在直立性低血压。先平卧 10 分钟，测量血压和心率，然后迅速站起，在站立后 1 - 3 - 5 - 10 分钟分别测量血压，如果收缩压下降＞20 mmHg，舒张压下降＞10 mmHg，即为直立试验阳性。直立试验需要重复多次测定。

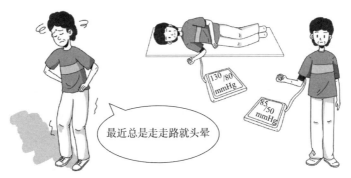

最近总是走走路就头晕

直立时血压较平卧时下降超过20 mmHg时，需要考虑直立性低血压

轻度的直立性低血压以预防为主

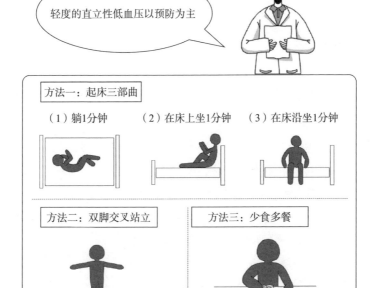

方法一：起床三部曲

（1）躺1分钟　　　（2）在床上坐1分钟　　（3）在床沿坐1分钟

方法二：双脚交叉站立

方法三：少食多餐

症状较轻的直立性低血压无须药物治疗，以日常预防为主，具体方法如下：

- 缓慢起身站立：避免快速站立，起床时遵循"先床上活动——再床边坐起——再缓慢站起"的"起床三部曲"。
- 少食多餐：饮食规律，适当增加钠盐和水分摄入，保证充足的血容量，勿暴饮暴食，防止餐后低血压。
- 交叉双腿站立：可以减少腿部和内脏循环的静脉淤滞，或是穿着弹力袜和腹部绷带。
- 夜间床头抬高 $30°\sim45°$：可以预防仰卧位高血压，仰卧位高血压会加重造成的直立性低血压。

医生提醒

　　有的人处在蹲位后突然站起时会出现头晕目眩，这是由于在蹲位变为站立位时，由于重力和惯性的作用血液涌向下肢，导致脑部供血不足而出现头晕。这种现象一般持续数秒钟，待血液重新调整后症状就会缓解，不会遗留后遗症。这种现象多见于体弱消瘦者、低血压者和老年人，是一种正常的生理现象，并不是本篇中所说的典型的直立性低血压。但这种一过性的脑供血不足引起的眩晕，可能导致站立不稳而跌倒。所以老年人在起床、站起时动作要慢一些，避免跌倒受伤。一旦发生直立性低血压，最好立即平卧，并测量血压。待症状改善后进行直立试验以明确诊断。

　　除了平时常见的降压药、利尿药、血管扩张药可能引起低血压以外,一些阿片类药物、精神类药物、抗帕金森病药物也可能引起直立性低血压。一项回顾性研究表明,老年患者即使只服用其中一种药物,直立性低血压的患病率也会增加23%。因此,老年人在服药时应警惕直立性低血压的发生,如果出现低血压,可以考虑暂时减少剂量,及时就诊,咨询医生调整用药。

11 查不到病因的头晕——心理障碍性头晕

周阿姨是头痛头晕门诊的一位患者。

第一次就诊时是周阿姨的女儿带她来看病的："医生，我妈妈头晕已经好几年了，看了好几次了，跑了好几家医院，也说不清楚什么毛病。"

此时的周阿姨正愁眉苦脸地坐在诊室的凳子上，她皱着眉头说："我老是头晕，输液之后好像好一点，过几天又晕了，烦也烦死了。"说着说着，几乎要掉下泪来。

"最早是什么时候开始头晕的呢？"医生问。

"大概是一年多前。"周阿姨回答。

"多久晕一次呢？"医生问。

"总是觉得昏昏沉沉，有时候厉害一点，头晕的时候走路也走不了。"

周阿姨的女儿也在一旁补充道："为了看这个病，跑了好几家医院了，做过好多检查，都没查出来什么问题，医生一会说'没什么病'，一会说'这个病看不好的'。"周阿姨的女儿看了一眼她的妈妈,"医生,我被她弄得心里也烦得不得了,不知道她到底有没有毛病,看看好像蛮严重的,做检查又查不出什么。现在是家门也不敢出了,整天关在家里,我看她没病都要憋出病了。"

听了女儿的话,周阿姨更加烦闷起来,眼泪在眼眶里打转。"我也是没有办法,病生在我自己身上。头晕的时候我也不敢起来走路,走路也走不稳,走走就歪到一边,我怕跌倒,也不敢多走。"

"第一次发病时是什么样子呢? 当时诊断你什么病呢?"医生继续问。

周阿姨回忆起了第一次发病的情况:"那次发病快吓死我了,早上起来后,我感觉天旋地转,又吐又出冷汗,到医院里去输液,又晕了好几天,后面慢慢好了,可还是经常昏昏沉沉的,我心里很着急。一发病就躺在床上起也起不来,事情也不好做。"周阿姨叹了一口气,"当时看病的时候医生说是神经的毛病,我也不懂,什么前庭啥的。还没治好呢,医生就说不用输液了,以后总是时不时要头晕。"

医生又翻看了周阿姨的病历本,原来一年多前周阿姨被怀疑过"前庭神经炎",当时没有住院治疗,也没有进行完善的前庭功能的检查,只在门诊行补液治疗,没有进行眩晕的规范化治疗和康复训练。虽然眩晕好转了,但此后常常有昏沉感、行走不稳。

像周阿姨这样的患者在临床上并不鲜见。这类患者曾经存在前庭的器质性损害,但久晕不愈并非完全由此,前庭代偿的失败以及继发的心理问题占有重要的因素!

医生又对周阿姨的病史进行了全面的回顾和询问。周阿姨在一年前的那次"眩晕大发作"以后，逐渐出现了情绪紧张，总是担心自己眩晕再发，晚上睡不好，白天没精神，脑袋昏昏沉沉，走路摇摇晃晃，越害怕跌倒越不敢走路，以前感兴趣的活动也不愿意参加了，还会经常伤心掉泪。可见，周阿姨头晕已经严重影响到了她的情绪，出现了焦虑和抑郁的情绪障碍，而情绪障碍又进一步加重了周阿姨头晕的症状。

为了明确诊断，医生给周阿姨安排了进一步的检查，包括焦虑/抑郁情绪量表、甲状腺功能、前庭功能、立卧位血压、头颅磁共振成像检查等。

再次就诊的时候，周阿姨带着她的检查报告来了。结果显示，周阿姨的各项检查结果都是正常的。这次复诊时，医生向周阿姨解释了各项检查结果的意义，并给她开具了抗焦虑的药物。周阿姨一听到要吃抗焦虑药，一下子又紧张起来："医生，我是有焦虑症吗？这个药吃了就停不掉了啊？"

医生向她解释道："经过多项检查，已经基本排除了器质性起病引起的头晕，你的头晕主要是由于情绪因素引起的。虽然和心理因素有关，但并不意味你有精神疾病，通过心理行为的干预是有帮助的。"

"首先，你不需要对自己疾病复发过度担心。你现在的情绪状态已经影响了你的正常生活，用药可以改善你的生活质量。其次，除了服药，你可以练练太极、瑜伽，适当运动。"医生还特地强调，"服药一定要规律，切忌突然停药。"

周阿姨听了医生的话半信半疑地回去了。

1个月后，周阿姨来复诊了。

"医生，头晕情况比前面发的少些了，晚上也睡得好多了。"一进诊室，明显感到她表情轻松了，不再是紧皱眉头。陪同来的周阿姨女儿也很高兴："上周我带她出去玩了两天，也没说头晕。"

医生还叮嘱她："那后面你还是要规律服药，定期复诊，根据你的情况再决定何时减药，可不要随便停药哦。"

类似周阿姨这样，临床上有一部分头晕或眩晕的患者，表现为头晕、不稳或非旋转性的眩晕感，在姿势或体位改变时会有明显的加重感，但是临床上常用的影像学检查或前庭功能检查又查不出明显的问题。这些人反复发作的头晕也有相似之处，多在某次严重的大情绪波动事件后出现。周阿姨就是在一年前"前庭神经炎"发作后开始，留下了反反复复头晕昏沉的感觉。还有些患者在躺着或坐着的时候不晕或是轻微头晕，站起或行走活动后开始头晕，时常感觉自己"走路不稳当"，特别是看到快速移动的物体或是在人群比较多的马路、超市也会发病。近年来，这类患者被定义为持续性姿势–感知性头晕（persistent postural-perceptual Dizziness，PPPD），这个名字的听上去有点拗口吧，这也是近些年才确立下来的，过去被称为"知觉性头晕"。

PPPD 是一种"功能性疾病"，所谓的功能性疾病，是指患者会有头晕、头痛、心慌等不适，但临床上的体格检查、实验室检查和影像学检查没有发现实质的器质性病变，即没有实际的器官损伤的现象。就比如有的人情绪紧张的时候会拉肚子，有的人站在高处会眩晕不适，都不是由器官病损导致。PPPD 的患者会因为反复的头晕多次就诊检查，但无法发现明确的病因，这也就是很多患者会抱怨"看了好多医院，做了好多检查，但就是不知道是什么毛病"。有的人因为长期对头晕、眩晕的恐惧和焦虑,导致不敢活动、外出,甚至不愿与人交流,夜间睡眠不佳,白天情绪低落,不敢快走、运动,甚至需要助步器或他人搀扶才敢行走。简单来说,PPPD 是一种"心理障碍性眩晕"。

因此,焦虑、强迫性格的人群更易发生 PPPD。这类人在某次遇到急性眩晕综合征后,对眩晕产生了高度紧张焦虑情绪,担心自己疾病加重或复发,往往在首次发病后数月出现反复的头晕不适。同时,这种紧张焦虑的情绪本身就可能导致头晕。

PPPD 虽然是一种"心理障碍性眩晕",但不可简单地认为是一种"精神病"。对于 PPPD 患者的治疗最重要的就是心理治疗。就是要让患者明白这个疾病发生的原理,这对其他治疗的顺利开展也尤为重要。尤其是一些病程不长的患者在理解疾病的发生发展后,眩晕症状也能减轻。

前庭康复治疗也是治疗 PPPD 的重要手段。有很多 PPPD 患者会因为害怕眩晕而拒绝活动。PPPD 的治疗就是要打破"晕-不敢动-更晕-更不敢动"的恶性循环,让患者学会调节技巧。比如,对头晕引起焦虑情绪的患者进行脱敏,可以让患者进行腹式呼吸,掌握放松的技巧。对于视觉系眩晕的患者,可以让患者用一把撑开的条纹雨伞,坐着或站着时旋转雨伞,眼睛注视雨伞。这种简单又经济的方法,玩着玩着,就把前庭功能给修复了。

药物治疗最常见的是应用 5-羟色胺再摄取抑制剂。PPPD 的初始治疗期一般在 8～12 周,整个治疗过程可能持续 1 年或更长的时间。治疗期间随意增减药量可能引起血药浓度变化,导致症状反复,所以一定要遵医嘱按照正规疗程用药。

另外,对于一些容易加重 PPPD 的环境和情况也要尽量避免。比如,在公共场所人流较多的地方,周边有快速移动的物体时,还有过度用眼也可能诱发并加重 PPPD。

医生提醒

部分患者的头晕或眩晕并非完全由器质性疾病所致,心理问题也是重要的因素。长期头晕的患者需要完善检查明确病因,对于心理因素引起的头晕需要医生的心理咨询和辅导,家属也需要给予更多的耐心和鼓励。

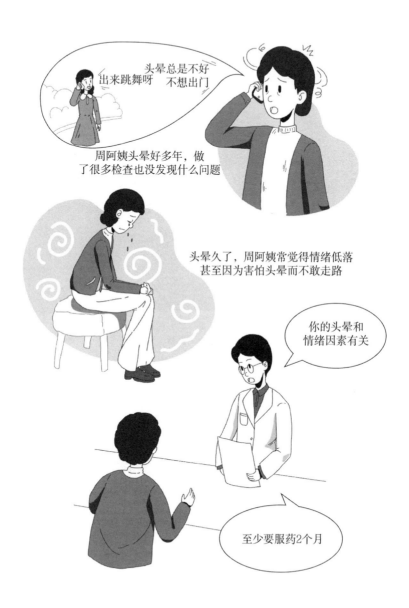

12 五花八门的头晕——
非系统性眩晕

今天讲的两个故事都是发生在病房里的病例。

刘女士今年 48 岁,和丈夫一起开了家小店,平时主要负责照顾家里的孩子和老人。去年开始刘女士月经渐渐变得不规律,而且时常感觉眩晕发作,每次持续时间也不长。她觉得可能是更年期症状,并没有在意。最近半年,刘女士的眩晕发作越来越频繁,以前是一周偶尔发作一次,后来几乎每天都会发作。刘女士曾经到妇科就诊,妇科医生诊断为"围绝经期综合征",给刘女士开了药。然而服药后刘女士的眩晕并没有好转,甚至一天发作数次,于是刘女士来了眩晕门诊就诊。由于刘女士已经长期没有做过身体检查了,医生就把她收进了病房。

第 2 天查房的时候,医生例行再次询问了刘女士的病情。刘女士给医生描述起了她发病时的状态:"医生,我每次头晕发作前,都觉得全身有一阵热流,从脚下向上,直冲到头顶,然后就开始一阵眩晕,过一会又好了,也就几秒钟的时间,有一种人要昏过去的感觉。"

医生对刘女士进行了床边的甩头试验、位置试验等前庭功能检查,并没有发现异常。正当医生疑惑时,心电图室打来了"危急值"电话。所谓"危急值"电话是辅助科室在进行化验、特殊检查时发现患者某项检查结果正处于严重异常的状态,可能危及生命,需要临床医生立即处理的状态。心电图室的医生在刘女士的24小时动态心电图检查结果中发现刘女士有频繁的心脏停搏,每次心脏停搏发作的时间恰好是刘女士感觉眩晕发作的时候。真相大白,刘女士是一个病态窦房结综合征的患者,由于恶性的心律失常导致的眩晕发作。

严重的病态窦房结综合征会导致患者出现黑矇、晕厥或阿-斯综合征发作,危及生命。医生立刻联系了心内科,将刘女士转入心内科行安装起搏器治疗。

另一个故事里的顾女士是个外来务工人员,和刘女士差不多年纪,也和刘女士一样,平时很少看病体检,没有做过任何检查,就诊的经历也很相似。最近一段时间,顾女士总觉得头昏昏沉沉,常感觉疲劳,特别是每次坐起后会眩晕发作,感觉天旋地转,连坐也坐不稳,有时还会耳鸣。顾女士以为自己有更年期症状,然而妇科医生建议她去神经科就诊。于是顾女士又来了神经科门诊,门诊医生认为顾女士的症状是典型的位置性眩晕,于是给她做了几次复位治疗,但眩晕仍没有好转,于是收入病房。

在入院后医生再次给顾女士进行了位置试验,但是顾女士因为恐惧,并不能很好地配合检查,医生也无法观察到顾女士在眩晕发作时有没有眼震的变化。在入院的第2天,顾女士的血液检查报告揭晓了真相,顾女士的血红蛋白含量为58 g/L,连正常人

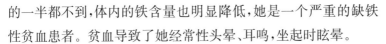

的一半都不到,体内的铁含量也明显降低,她是一个严重的缺铁性贫血患者。贫血导致了她经常性头晕、耳鸣,坐起时眩晕。

顾女士在进行了补铁治疗后,血红蛋白、红细胞逐渐上升,医生建议她到血液科随访,进一步明确贫血的原因。

在这两个故事里,两位患者的突出症状和她们的最终诊断并不相符。刘女士表现为"一阵从下向上的热流后眩晕发作",最终的诊断是病态窦房结综合征,却没有典型的心慌、胸闷的表现。顾女士的症状类似"坐起后头晕"的位置性眩晕,虽然她有长期的头晕,但被误认为反复眩晕发作的后遗症状。这些非典型的症状导致医生没有在第一时间发现她们的病因。特别是刘女士,当动态心电图发现心脏停搏时,她已经发病半年了。一般情况下,如果心率下降到 40 次/秒以下或是超过 170 次/秒时,将会影响脑的血液灌注。心脏停搏导致脑血流完全停止 3~4 秒后,就会出现头晕和其他晕厥前症状,约 10 秒会出现意识丧失。好在幸运的刘女士在这半年里并没有出现晕厥或意识丧失,尚未导致严重的后果。

还有一点,刘女士和顾女士从来没有进行过体检或健康检查。特别是第 2 个故事里的顾女士,从外地来沪,以为自己年轻身体素质好,平时有些小毛小病也不愿意去医院,也没有定期体检。事实上,慢性贫血不是一朝一夕造成的,如果顾女士定期进行体检,也许能更早发现病因。

刘女士和顾女士的病因并不是我们前面几篇里提到的前庭系统损伤所致,而是其他内科疾病所造成的。在临床工作中,我们把前庭系统疾病所致的眩晕,如梅尼埃病、BPPV 等称为"前庭系统性眩晕"；而对于刘女士、顾女士这样，并不是前庭系统疾病引发的眩晕，称为"非前庭系统性眩晕"。其实很多时候眩晕或头晕并不单纯是神经科或耳鼻喉科的问题，而是很多内科疾病所导致的"非前庭系统性眩晕"。比如，高血压可能是最常见的导致头晕的原因，低血糖、电解质紊乱、高脂血症、尿毒症、肝衰竭等都可导致头晕。心理原因也可能造成眩晕，比如"恐高性眩晕"。有的人在十字路口或是人多的超市也会眩晕发作，快速抬头或是站立姿势也能诱发眩晕。这些情绪因素造成的眩晕常常会被误诊为"颈椎病""BPPV""梅尼埃病"等。患者往往经历长期、慢性、反复的病程，伴随着巨大的痛苦和医疗费用的支出。

可见引起头晕/眩晕的原因多种多样，当身体有不适时，应该及时就诊，避免误诊和延误诊治，也不要忽视定期体检，尽早发现不易察觉的疾病隐患。

治疗康复篇

　　眩晕/头晕患者的治疗主要有4类：一是特异性治疗，比如良性阵发性位置性眩晕仅需要复位治疗；二是认知治疗，慢性眩晕的患者常常需要引导或鼓励而并不依赖药物治疗；三是前庭康复治疗，比如促进中枢系统代偿受损的前庭系统；四是药物治疗。而大多数的眩晕患者无须手术治疗。因此，对患者来说，治疗方式必须是个体化的。

1 翻翻身，让不老实的"石头"归队——耳石症手法复位

头晕和眩晕是临床上极其常见的疾病，住院的患者也会遇到眩晕发作的情况。

那天我和往常一样在病房工作，突然接到了普外科的会诊的电话，"我们有个患者突发眩晕，又晕又吐，请你赶快来看一看吧"。

当我赶到普外科病房的时候，患者正直挺挺地躺在病床上，两眼紧闭，双眉深锁，脸带愁容。患者是今年刚退休的张阿姨，2天前刚刚做了全麻的外科手术。床位医生又介绍说，张阿姨在早上起床后突然开始眩晕发作，自觉天旋地转，如坐船，不敢睁眼，翻身、坐起、躺下时都会发作，甚至一转头就晕，张阿姨从来没有遇到过这种情况，以为自己得了什么严重的疾病，躺在床上一动不敢动。

床位医生问："这是不是'耳石症'呢?"

我答道："从症状上来说，的确很有可能是耳石症，我再来检查一下看看吧。"我对患者进行位置诱发试验来明确诊断。我让

1 翻翻身，让不老实的"石头"归队——耳石症手法复位

患者慢慢坐起，头部向一侧转 45°，然后快速地向后卧倒，再观察她眼球运动的变化。双眼眼球果然出现了特征性的眼震，这时候基本考虑就是"耳石症"了。

然而张阿姨因为快速的卧倒动作再次出现了眩晕，开始恶心、呕吐起来，害怕地大声嚷道："要死了！要死了！"旁边的家属和床位医生也焦急地问："医生，这可怎么办呢？这样吐下去可吃不消啊。"

"你这个病叫作'耳石症'，是内耳里的'石头'掉到了不该去的地方，引起了平衡功能的障碍，你头一动就会感到晕，"我向张阿姨解释道，"接下来我给你进行复位治疗，帮你把'小石头'归位，做的过程中需要躺下、翻身等一套连续的动作，你不要过于紧张。"我说。

张阿姨一听又要躺倒翻身，吓得连连摆手："不行不行，这样我可吃不消，要我老命了！"我又和患者解释道："你这个疾病最主要的治疗方法就是复位治疗，复位效果好的话当场见效，之后你就不会晕了。"患者还是犹豫不决，旁边的家属劝道："你要相信医生，说不定做一次治疗就好了，你也不会这么难受了。"

张阿姨在将信将疑下，答应了进行复位治疗。于是，由我手动引导，让张阿姨进行了一组包括转头、卧倒、翻身的动作，在每个动作变化后，患者会出现短暂地眩晕感，眩晕稳定后，再继续下一个动作，最后再将患者扶回到座位。

在做完整套动作后，张阿姨惊奇地发现，眩晕似乎好转了，转头也没有再诱发头晕。我又让张阿姨休息了半小时后再进行了眩晕诱发试验，这一次居然没有再晕了！张阿姨高兴地说："没想

到这么神奇，几个动作就把毛病治好了。"

耳石症（良性阵发性位置性眩晕，BPPV）发生的主要原因是前庭的位觉斑上的耳石脱落到半规管所引发的短暂性眩晕，所以耳石症的治疗就是通过手法调整头部位置变化，将耳石从半规管送回原先的壶腹部位，此后眩晕的症状则会消失。手法复位是目前耳石症最主要的治疗方式，这种治疗方式只要医生徒手操作，操作简便，针对不同类型的耳石症有十几种复位手法，需要医生根据具体的情况选择。

在复位前，首先要排除一些风险情况，比如过高的血压、严重的颈椎病和心脏病等。医生会和患者解释操作的目的，减轻患者的心理负担。一开始，医生会先进行耳石诱发试验，包括 Dix-Hallpike 试验和 Roll 试验，通过协助患者快速地卧倒来观察患者的眼震变化，从而确定耳石脱落的位置——是在后半规管还是在水平半规管。在做诱发试验的过程中，患者会再次感到眩晕、恶心、呕吐，但这种眩晕是短暂的，你可以把它看作治疗的一部分，不必过分紧张。无论是诱发试验还是复位操作，医生都需要通过观察患者的眼震变化来判断眩晕的类型或复位是否成功。所以，复位时患者尽量保持睁眼，便于医生观察。

常见的复位方法有后半规管的 Epley 法、Semont 法，水平半规管的 Lemper 法和 Barbecue 等，无论哪一种，都是通过手法转动患者头部，将在半规管内游荡的耳石送回到原来的目标位置。后半规管 BPPV 是最为常见的 BPPV 类型，占 70%～90%。我们下面就以右侧后半规管 BPPV 复位 Epley 法为例介绍耳石症的手法复位：

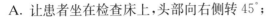
A. 让患者坐在检查床上，头部向右侧转 45°；

B. 让患者保持头部右转的姿势躺下，头后仰 10°～20°，维持 20～30 秒，或待眼震或眩晕停止；

C. 保持平卧、头后仰的状态，头向左侧转 90°，维持 20～30 秒，或待眼震或眩晕停止；

D. 头继续向左侧旋转 90°，身体一起侧转，维持 20～30 秒，或待眼震或眩晕停止；

E. 让患者坐起，保持头颈弯曲 20～30 秒。

如果患者是左侧后半规管 BPPV，就以相反的方向进行复位。

需要再次强调的是，在进行手法复位时，医生会指导患者快速卧倒、旋转头部，在每一次动作后会要求患者保持睁眼的状态，以便观察眼震的变化，了解复位的疗效。所以，患者这时候应尽量配合医生，不要因为害怕而紧闭双眼。

进行复位后，几分钟就可以起到作用，首次复位治愈率达 78% 以上。虽然对于多个半规管同时受累的，可能需要多次复位，但很少有手法复位解决不了的。假如一次没完全恢复，那就再来一次。

医生建议

对于反复手法复位无效，或是频繁复发的患者，可以在家进行耳石症自我疗法训练，这套训练称为 Brandt-Daroff 前庭康复训练。具体方法如下：

（1）坐在床边或沙发边，双腿下垂，双臂随意放置。

（2）迅速向左侧侧卧躺下，同时头部向右转45°，待眩晕消失后30秒再坐起，如果没有眩晕，保持至少30秒。

（3）坐起保持30秒。

（4）迅速向右侧侧卧躺下，同时头部向左转45°，待眩晕消失后30秒再坐起，如果没有眩晕，保持至少30秒。

（5）坐起保持30秒。

（6）两侧交替进行。

在进行习服训练的过程中，可能会诱发眩晕、呕吐等不适，出现这种情况者最好在家人的陪同下进行训练。建议每天练习2~3次，坚持2~3周。如果BPPV再次发作，也可以适当增加每天练习的时间。当然，在进行训练之前，要先到医院明确是否为耳石症，以免贻误病情。如果在训练1周后仍未恢复，建议找专科医生再进行检查。

2 神奇的太空转椅——眩晕治疗仪

　　这天李阿婆和往常一样起床，突然感到一阵眩晕，自觉天旋地转找不到方向，一下子又倒在了床上。之后李阿婆慢慢坐起来，仍然感觉头昏昏沉沉，一阵阵恶心。李阿婆想躺着休息一会，可是一坐起来就头晕眼花，于是家里人陪李阿婆来医院就诊，医生怀疑她是"良性阵发性位置性眩晕（BPPV）"发作，于是让她去进行眩晕治疗仪上进行复位。

　　进入眩晕治疗室，李阿婆看到了硕大的眩晕治疗仪，说："这不是飞行员的太空训练仪吗？我在电视上看到过的。"

　　医生排除了李阿婆颈椎病、头部病变之后，请她坐上治疗仪。李阿婆犹豫起来："我在电视上看到人绑在机器上要翻身、倒过来的，噢哟，吓死了，我可不敢！算了算了，我不要做了。"说罢便摇摇晃晃地往外走。

　　家属和医生赶忙拉住她，医生说："这个眩晕治疗仪不但可以检查你有没有 BPPV，而且还可以进行治疗，一套操作后你头就不晕了。再说，钱都付了是不是？"

一听这话，本着"来都来了"的心态，李阿婆终于坐上了眩晕治疗仪。医生用安全带将李阿婆紧紧地固定在转椅上，给李阿姨戴上带有红外摄像头的眼罩，通过电脑操控转椅转动。随着李阿婆一阵惊呼，转椅开始按照电脑程序开始翻转，眼罩上的红外摄像头捕捉到李阿婆眼球放大后的振动频率和方向，由此来判断那些只有 $20\sim30\ \mu m$ 细小的耳石是否"离位"。经过数次翻身、倒下、转身、旋转等动作，医生最终诊断李阿婆为"右侧后半规管 BPPV"。

随后，李阿婆又在转椅上进行了专门针对后半规管 BPPV 的复位治疗。等李阿婆从转椅上下来时，她惊奇地发现，头不晕了，可以不用搀扶自己走路了！

"翻翻身把头晕治疗了，也不用打针、吃药，真是太神奇了！"李阿婆对这个"太空旋转椅"赞不绝口。

前文我们已经说过，耳石复位是治疗 BPPV 的有效方法，传统的治疗是手法复位，医生帮助患者进行一系列的体位变化，使脱落游离在半规管内的耳石颗粒重新回到椭圆囊。这种传统的手法复位方法局限性较大，一是肥胖、老年或有颈腰椎疾病的患者可能无法很好地配合医生；二是不同的医生很难在复位时动作完全统一，做到标准化。更多的是很多患者基于对眩晕的恐惧，无法完成一系列的卧倒、翻身动作，或是紧闭双眼令医生无法观察眼震。这些原因导致一部分患者在手法复位后效果不理想，或根本无法进行手法复位。

这时候我们就需要神奇的"太空转椅"了——它的全名是"良性阵发性位置性眩晕治疗仪"，可以模拟 BPPV 发病时坐起、躺下、翻身时的动作，通过眼罩内的红外摄像头来观察眩晕发作时眼球的震动变化。眩晕发作时的这种眼球震动称为"眼震"，不同位置的 BPPV 眼震的变化不同,所以可以根据眼震的情况来判断眩晕是否是由耳石脱落造成的、位于哪个半规管,从而帮助医生选择有针对性的机械复位治疗,并对治疗后疗效进行评价。眩晕治疗仪不需要患者自己翻身,通过预先设置好的程序,即可精准定位,操作简便,持续时间短,减少了患者的痛苦。

接受了机械复位后,有些患者可能仍存在头昏沉感,这是 BPPV 的后遗症状,数天后可缓解,可以配合药物和前庭康复治疗。在耳石复位后患者应尽量避免剧烈活动,可以进行一些缓和的运动。注意休息,保证良好的睡眠,养成良好的生活习惯。

医生提醒

复位后的注意事项:

(1)复位后 24 小时内采取高枕卧位(头抬高 30°)或健侧(非病变侧)卧位睡眠。

(2)避免头部剧烈活动(如跳绳、打球、仰卧起坐、颈部按摩等)。

(3)避免食用刺激性的食物(辛辣酸咸、油炸等)及饮品(如酒精、汽水、咖啡、绿茶等),避免吸烟。

(4)保证充足睡眠,避免劳累和情绪波动。

(5)部分患者复位后有头昏沉感、走路不稳感及轻度眩晕或恶心、呕吐反应,无须紧张。

(6)患者应在复位后遵医嘱按时复诊、复查。

(7)大多数患者在复位治疗 1～2 次后痊愈,少数患者需要多次复位。

3 眩晕何时了，复位少不了——BPPV复发

前文提到的超市经理陈先生再次来头痛眩晕门诊就诊。

陈先生一个月前曾因突发眩晕来我院就诊，当时诊断为"良性阵发性位置性眩晕"。在眩晕门诊进行了手法复位治疗后眩晕好转。这一个月以来，眩晕没有再发作过。然而陈先生在经历过一次"天旋地转"的晕以后，一直担心自己BPPV再次发作。

"医生，我的BPPV还会再发作吗？我真是担心死了，现在连车也不敢开，就怕突然再发作。"陈先生焦虑地问。

"BPPV的确是易复发的疾病，即使复位以后也可能再复发。原因有可能是同一侧其他的耳石脱落，也可能是不同的半规管的耳石脱落。"医生回答道。

对于BPPV患者来说，经过复位治疗后眩晕是治好了，但也不能掉以轻心。有研究显示，BPPV是一个有复发倾向的疾病。最新的临床数据表明，BPPV治疗后6个月的复发率为5%～13.5%，1年的复发率增加到10%～18%，30个月的复发率为

30%，3年以内的复发率在18%～34%，10年的复发率高达50%。

导致BPPV复发的原因有哪些呢？

（1）年龄。随着年龄的增长，动脉粥样硬化会影响内耳及前庭的供血，导致耳石器功能减退，耳石松动脱落。

（2）性别。BPPV发病的男女比例为1∶（1.5～2.7），特别是围绝经期的女性更易发作，这可能和女性绝经后雌激素水平下降，继发甲状旁腺功能亢进引起全身钙代谢紊乱，促进耳石形成有关。

（3）其他疾病。高血压、糖尿病、高脂血症等基础疾病可导致动脉粥样硬化，内耳缺血导致耳石脱落。

（4）头外伤。剧烈的头部震动或晃动可能导致耳石再次脱落。

（5）温度。寒冷可以刺激交感神经兴奋性增强，导致血管收缩，寒冷也会增加缺血性事件发生的风险，最终内耳缺血导致BPPV的发生。

（6）睡眠。睡眠不足会引起后顶叶皮质功能变化，从而影响前庭眼动通路和前庭脊髓通路的功能，同时睡眠不足引起的神经内分泌功能障碍也可导致BPPV的发生。

（7）感冒劳累、熬夜、焦虑抑郁等情绪因素也与BPPV的复发有关。

陈先生在进行BPPV手法复位后未再有眩晕发作，但是曾经剧烈的眩晕发作史使他承受了巨大的心理压力，导致情绪焦虑，影响睡眠，这些往往是导致 BPPV 再次复发的诱因。医生进一步向陈先生解释道："虽然 BPPV 有复发的风险，但相对来说，BPPV 并不会像恶性眩晕疾病一样导致严重的后遗症，也不会影响日常生活。大多数患者在手法复位后眩晕感能快速缓解，效果立竿见影。如果遇到 BPPV 复发，再次进行复位治疗就可以了。"

在 BPPV 复位后一定要定期去门诊随访，医生会针对性地进行前庭功能的检查，明确前庭功能是否恢复。同时根据患者的具体情况给予药物治疗或指导患者做前庭康复训练。BPPV 刚刚恢复时应避免剧烈的活动，防止头部震动引起耳石再次脱落。如果存在一些风险因素，比如高血压、糖尿病、高脂血症等，需要规范化地治疗基础疾病。如果的确存在钙缺乏和雌激素降低，可以适当补充。

需要强调的是，BPPV 虽然有一定的复发率，但很少在短时间内频繁发作。如果患者在短期内有眩晕反复发作，同时还伴有耳鸣等其他神经系统的症状，需考虑其他眩晕疾病的可能，应尽早去医院检查以明确诊断。

医生提醒

BPPV 患者中维生素 D 缺乏和骨密度下降的发生率高于正常人群。最新的研究发现，补充维生素 D 和钙可以降低血清维生素 D 低下者 BPPV 的复发。补充维生素 D 对 BPPV 的二级预防有益，对于频繁发作的 BPPV 患者，尤其是血清维生素 D 低于正常的患者，可以考虑补充维生素 D。

4 不用吃药的眩晕治疗——前庭康复训练1

还记得前面提到的小美吗？那个被误认为是胃肠炎的前庭神经炎患者。小美在住院治疗后眩晕、呕吐得到了明显的好转，一周后顺利出院了。

"医生，我现在头晕比以前好多了，但还是觉得昏昏沉沉的，有时候一转头晕得更厉害，人会觉得要倒下来，我也一直在吃药，怎么还会头晕？"小美问。

"前庭神经炎是一侧内耳平衡器官受到损伤，恢复需要过程。"医生回答。

"前庭损伤？那是不是治不好了？"小美焦急地问。

"你先别急，人的平衡功能不单单依赖于内耳，还有一部分脑的代偿。也就是说，在内耳的平衡功能受损的情况下，我们的脑可以起到适应、修复平衡功能的作用。"医生向小美解释道。

小美接着问："那什么时候能恢复呢？"

医生又继续解释："前庭神经炎一般症状完全消失要几个星期，有一部分患者可能会有轻微的后遗症，比如快速转头的时候有平衡障碍，或者短暂的振动性幻觉。你现在病程只有一个多星期，的确会有头晕的情况，慢慢会好转的。"

"还要晕这么久吗？现在这样我也没办法上班，每天基本上都躺在床上。"小美听了医生的话，稍微安心一些。

"一直卧床？大可不必哦！"医生马上纠正了小美的做法，"前庭代偿的过程需要保持一定的活动。只有在超急性期，也就是你刚刚发病的最初期，才需要卧床休息。一直躺着不动的话，是不利于平衡功能的恢复的。"

"好的好的，我今天马上开始锻炼，跑步可不可以？"小美恨不得立刻跑起来。

医生赶忙拉住他，笑着说："你太心急啦，也不能一口气吃成胖子啊。刚开始还是需要一些柔缓的运动，太剧烈的活动如跑步、跳绳会导致恶心、呕吐，容易精疲力竭，还有可能导致生理运动和恶心之间的条件反射。"

"医生，我明白了，那可以做哪些运动呢？怎么做呢？"小美问。

"接下来我就教你如何进行前庭康复训练，在做之前，有几件事要强调。前庭康复训练在训练的过程中可能会诱发眩晕，这是正常的现象，不需要过度紧张。刚开始先进行舒缓的运动，然后逐渐加强，运动诱发的眩晕也会逐渐减少。大多数患者在训练后症状都会好转。"

眩晕的患者很多，有些患者药物治疗效果并不理想，还有其他治疗方法吗？

答案是有的。前庭康复训练是一种特殊的非药物疗法，目的是通过一系列有针对性的个体化康复训练方案,提高患者的前庭觉、视觉和本体感觉对平衡的协调控制能力,调动中枢神经系统的代偿功能,减轻或消除患者的头晕、眩晕症状,预防跌倒,提高生活质量。也就是说,在一侧前庭功能受损时,我们可以通过训练来重新调整双侧前庭功能的平衡性,或是通过"平衡三联"中的另外两联(视觉和本体觉)来代偿有缺陷的前庭系统。其实很多时候,这种"代偿"是会随着时间的推移自然而然发生的,但有针对性的前庭康复训练能够帮助患者更快地适应这种代偿。

哪些人需要做前庭康复训练?

多数眩晕、失衡和内耳疾病有关,一般情况下只要正常地进行日常活动就可以缓解。但如果眩晕症状持续的时间比较长,则大脑会对平衡和视觉输入信息进行适应性的调整,引起较长期的问题,这种患者比较适合进行前庭康复训练。有研究显示,单侧前庭功能减退的患者在4～6周内获得良好的康复效果。双侧前庭功能减退的患者,尤其是功能完全丧失者,则康复时间更长。前庭康复治疗对中枢性前庭疾病也有改善作用,但是由于中枢性前庭障碍更为复杂,不同患者的临床表现差异大,因此康复的频率和时间难以确定。对于一些复杂的眩晕疾病的康复训练,需要医生根据患者的具体情况制订个性化的训练策略。

其实,前庭康复对许多前庭疾病或功能障碍所以引发的一系列症状都有作用,比如眩晕/头晕、视觉障碍、不稳感/不平衡感、跌倒、恶心/呕吐、注意力/集中能力下降、疲劳、情绪问题、关节僵硬、灵活性下降、前庭功能障碍所引起生活质量下降等。所以,无论是前庭周围性眩晕、中枢性眩晕还是心理性眩晕,都建议患者尽早地进行前庭康复训练。

在进行前庭康复训练之前应进行全面的平衡功能评估,确定患者是否适合进行康复训练。平衡功能评估可以通过专业的平衡量表来进行,在进行量表评估时,需要进行单独站立、单脚站立、转身等动作,老年人特别需要注意发生跌倒的可能,建议到医院由专科医师进行专业的评估。

5 做操治眩晕——前庭康复训练2

　　小美已经住院一周了，眩晕也得到了明显的改善，明天就要准备出院了。

　　"医生，你之前说的要尽早康复治疗我现在明白了。我明天就要出院了，怎么做康复治疗呢？会不会很麻烦？"小美问。

　　"前庭康复训练是一个循序渐进的过程，其实你在住院期间就已经在做康复训练了。"医生回答。

　　小美不解："我这一礼拜几乎都躺在床上，做了什么训练啊？我怎么不知道。"

　　医生继续说道："你刚住院的那几天，医生在查房的时候是不是教你做了一套眼动操？"

　　小美回忆起来，刚开始住院那几天眩晕仍然很剧烈，躺在床上不敢翻身、睁眼。一开始医生让她伸出手指放在眼前慢慢左右、上下移动，双眼盯着手指看。等慢慢适应了，医生又让她在处于坐位时做同样的动作，逐渐增加到一边转头一边盯手指，再到站起来边走边转头。每一个动作在多次练习后适应了不再诱发眩晕，医生又会提高难度让她进行新的动作。

"在早期进行训练时，可能会诱发眩晕、恶心、呕吐等症状，这时候要坚持继续训练。机体的这种眩晕感正是重新建立稳定平衡的适应性过程。"医生说。

"明白了，难怪我每次做动作晕的时候护士医生都让我继续坚持，原来这就是康复训练。"小美恍然大悟，"那还有什么其他训练，我每天多做一点可以快点好？"

"心急吃不了热豆腐，康复训练是一个功能逐渐恢复和代偿建立的过程，不可能一蹴而就。一般来说，前庭康复训练都是由简到繁，由易到难，由小角度到大角度。尽量做到能引起一点点眩晕但自己又能忍受的程度。"医生解释道。

小美在进行了康复评定后，进一步由康复师指导做一个阶段的康复治疗方案。

医生告诉小美，前庭康复一般以4～6周为一个疗程，一般在6周后患者可以好转。一个月后小美来门诊复诊，症状已经完全消失了。

小美就是一个通过前庭康复训练改善眩晕很好的例子。其实在临床上，很多眩晕患者或是由前庭功能障碍引发其他症状的患者，医生都建议进行前庭康复训练来改善症状。前庭康复训练包括一系列的康复练习，我们来看看有哪些吧。

注视稳定性训练

在《"稳如鸡头"——前庭眼反射》这一节里，我们提到过，前庭眼反射（VOR）是维持视觉稳定的重要反射。当头部向一侧运动时，眼球能够精准同步地反向运动从而使视觉目标稳定在视网膜黄斑处。也就是说，为了让你在运动中能看清楚，VOR 使眼球的运动一定是与头动方向相反的。如果前庭眼反射通路出现问题，患者会有视物不稳、眩晕感，这时候可以进行注视稳定性训练。

注视稳定性练习可以分为适应性训练和替代练习。其中适应性训练，包括 VOR×1 和 VOR×2 两种练习。在 VOR×1 练习中，患者双眼注视视靶，在水平面和垂直面做转头运动，在转头的过程中双眼始终注视目标。在 VOR×2 练习中，眼睛也需要固视目标，头部和视靶均做同幅度的摆动，但方向相反。

替代练习主要是通过使用其他视觉策略来提高注视稳定功能，如提高扫视、平滑追踪或眼动的中枢预测功能等。

平衡和步态训练

眩晕患者常会有不稳感或平衡障碍，是导致跌倒的一大重要原因。进行平衡训练的目的不仅是要达到人体在安静坐位或立位时的静态平衡，还有在运动时的动态平衡。大家都知道，人体维持平衡依赖三大感觉输入系统——前庭觉、视觉、位置觉。当前庭觉受损时，平衡和步态练习不仅可以增强前庭觉维持平衡的能力，还有促进机体使用视觉和(或)本体觉替代缺失的前庭觉的作用。一开始我们可以练习睁闭眼时的静态平衡，再逐渐过渡到在不同平面上站立的平衡，比如从平地，到海绵垫，再到移动的平面上。也可以通过支撑面的变化进行平衡训练，由双脚站立逐渐过渡到踮脚站立。在静态平衡稳定后可以逐渐进行动态平衡的练习，比如睁闭眼的行走、速度变化的行走、一边行走一边执行任务等。此外太极拳、八段锦等功法也是很好的平衡训练方法。

习服训练

如果患者存在前庭激惹的状态，会在某些特定的环境或动作下引发眩晕症状，比如有的人从高空往下看时出现眩晕，或是玩秋千或一些旋转的游乐设备时出现眩晕，还有反复 BPPV 的患者。这种情况下可以进行习服训练，让患者通过重复引起症状的特定动作或环境，使诱发眩晕症状逐渐减轻直至完全消失。我们看到很多舞蹈演员、飞行员、花样滑冰运动员能够轻松完成各种复杂的旋转、转身运动，就是因为他们已经进行了大量的科学规范的习服训练，使原本受到刺激产生的反应不断减轻，甚至消失。

运动耐力训练

有些患者因为长期的眩晕或不稳，常自行限制体力活动，以避免症状再发。长久以后，患者的运动耐力甚至日常生活的耐力都会逐渐下降。这时患者就需要运动耐力性训练，常进行的是一些有氧运动，如步行、快走、慢跑、游泳、骑自行车、跳绳等。

中枢前庭功能训练

前文所述的前庭康复方法均可用于中枢前庭功能障碍患者的康复训练。通过启动内生性高级眼动反射，调动中枢高级皮质认知功能，增加起效机制，最终促进前庭康复进程。针对存在中枢整合和认知功能障碍的患者也有很多训练方法，举例如下：

（1）VOR 抑制：头随一个移动视靶移动，眼固视移动视靶与头同方向移动。

（2）反扫视：头在两个静止视靶间不动，眼注视与示意视靶相反的视靶。

（3）记忆 VOR：头眼同时对准中心静止视靶，然后闭目，头转向一侧，眼不随头动，固视记忆中视靶位置。然后再睁开眼，看看眼睛是否还在视靶上，偏离多少。

（4）记忆扫视：头眼同时对准非中心静止视靶，记住后闭目，头眼同时转向正中位，头不动眼扫视记忆中的视靶。然后再睁开眼，确认眼睛是否在视靶上或偏离多少。

说到这里，你看出这里的关键了吗？眼手联动——关键就是要动起来！眩晕的患者因为害怕跌倒、焦虑等原因会减少活动，有的人甚至完全躺在床上，这些都是不利于前庭功能康复的。

说了这么多前庭康复训练的方法，你是不是觉得有点找不到方向,不知道到底该怎么练习？进行前庭功能康复的患者首先要进行前庭功能的评估,明确发生眩晕的原因,医生会根据前庭功能检查的结果来制订康复方案。每个患者前庭损伤的程度不同,医生常选用一项或多项技术进行训练以达到康复的目的。所以在进行康复训练前,还是建议大家就医,遵医嘱进行康复锻炼。

对于长期反复眩晕、症状较轻的患者,我们给大家介绍一个简便常用的前庭功能康复训练的方法,大家可以根据自己的具体情况选择练习。

（1）头眼练习方法。准备一个椅子,端坐在椅子上,竖起一个手指放在正前方,左右转头各 45°,需要注意,转头时应该注视着手指,然后慢慢地加速。还可以头画圆圈,此时保持身体不动,头随着眼动。

（2）视靶训练。端坐在椅子上,找三个物体,分别放在左边、右边、正前方,视线在每一个物体停留一秒,反复 15～20 次。

（3）静态平衡功能练习。睁开双眼站立,维持一分钟再闭眼,每次进行 10～15 分钟,一天 2～3 次。其次可强化静态练习,闭上双眼,双臂抱拢,双脚并拢,可以加软垫练习。

（4）动态平衡练习。立正站好,闭眼,开始前后练习,以踝关节为轴,不要屈伸髋关节,然后再左右摆动,可以背靠墙,重复 15～20 圈。

（5）良性阵发性位置性眩晕练习。坐在沙发上背部伸直,快速倒向眩晕体位并停留,直到眩晕症状消失,立刻坐起,迅速换位置。还可使用水平面滚动法,身体和头向右侧卧停留 30 秒,如果出现眩晕症状,等待眩晕停止之后进行下一步,向左侧翻 90°平躺，等待 30 秒。

　　患者可以根据自身情况早晚练习以上的前庭康复训练，每天不少于两次训练，每次 15～20 分钟。其实，我们日常生活中的不少运动也是前庭康复训练的某些形式，比如练习太极拳、五禽戏、八段锦等，在这些功法训练中有稳定平衡练习，并能够改善肌肉力量和心肺耐力，不仅有利于前庭功能障碍患者的康复，对普通人也有好处。芭蕾舞者、花样滑冰运动员为什么能"转而不倒"，就是通过前庭功能训练做到的。想知道其中的奥秘——请看下一篇《晕着晕着就习惯了——前庭习服》。

6 　晕着晕着就习惯了——前庭习服

在 2022 年北京冬奥会上，花样滑冰运动员在冰面上"翩若惊鸿，婉若游龙"的舞姿、轻松的跳跃和极速的旋转给广大观众带来一场视觉盛宴。我们不禁想问，普通人穿上冰鞋在冰面上不摔倒已属不易，专业的运动员还要做出各种动作，他们是如何保持平衡的？为何他们多次旋转后不会产生眩晕？

2021 年 10 月 16 日，中国在酒泉卫星发射中心成功将 3 名航天员送入太空，进驻空间站。航天员们不辱使命，圆满完成了既定任务，在太空出差 6 个月后，安全回家。那么我们普通人是不是也能尝试成为航天员呢？

实际上，花样滑冰运动员、航天员、芭蕾舞演员、飞行员等这些从事特殊职业的人群，他们在轻松完成看似简单的旋转、翻身等动作前已经进行了大量的科学规范的基础训练，这些人的身体已习惯处于旋转的状态，使原本受旋转刺激产生的反应不断减轻，甚至消失。这种通过训练减轻眩晕不良反应的训练就称为"前庭习服"。前面说到的运动员、舞蹈演员就可以利用前庭习服能力进行职业筛选。接受前庭刺激后的芭蕾舞演员即使有很强的眼震，他们的眩晕感却不强烈，与正常人相比他们拥有更强的前庭习服能力。

航天员的魔鬼日常训练之一——转椅训练，也是用于训练前庭功能的。经过转椅训练可以提高航天员前庭功能的稳定性，预防空间晕动病的发生概率和减轻症状的严重程度。航天员坐上转椅后，他们会戴上眼罩，固定好头、脚及双臂，在电动转椅以上进行360°顺时针、逆时针的快速旋转，甚至还需要同时上下前后摆动。训练有素的航天员即使在转椅上一番"天翻地覆"的折腾，还能够分清东南西北。

有研究显示，经常性、有针对性的旋转练习可提升个体的前庭习服能力，增强前庭功能的稳定性。研究人员对 4 000 余名学生的前庭习服能力进行检测，检测前将之分为体训组和未体训组。其中，体训组在 3 年间会进行一些有针对性的训练，如打地转、坐转椅等；未体训组不进行相关训练。结果显示，体训组学生前庭功能的稳定性明显好于未体训组学生。研究还显示，前庭习服能力具有时效性，前庭习服产生后可存在数周至数月，如果之后继续训练、不断刺激，可使之保持很久。

那是不是每个人通过前庭习服训练都可能成为舞蹈家、航天员呢？事实上，虽然人人都有前庭习服的能力，但个体差异很大。比如有的人从来不会晕车，有的人看 3D 电影会眩晕。这也就是优秀的专业运动员、飞行员和航天员都是万里挑一的原因吧。

即使如此，普通人还是可以通过一些简单的训练来提高前庭功能的稳定性。一些前庭疾病的患者，也可以通过前庭习服来改善眩晕等不良感。比如 BPPV 患者可以进行 Brandt-Daroff 习服。这种方法简单易行,适用于 BPPV 复位治疗效果不佳、BPPV 复位后仍有部分残留症状或无法来医院接受复位治疗的患者。

宝剑锋从磨砺出。那些冰场上翩然舞动的运动员,他们赢得了无数掌声,但那是夜以继日训练的结果。作为滑冰爱好者,在没有专业指导的情况下,还需根据自己的身体条件量力而行。

7 用药指南千万条，安全使用第一条——药物治疗

在门诊经常会遇到这样的情况。有一些患者，或是因为反复眩晕发作多次就诊，或是就诊前在网上自己搜索了用药建议，常常会在看病时提出自己的用药要求。

老李就是这样一位患者。那天医生正准备给他处方，老李从口袋里摸出一张药品说明书，说："医生，这是前两天地段医院给我开的药，我用得很好，你就给我开这个。"医生一看，原来是急性眩晕的常用药物——东莨菪碱。

"抱歉，这个不行。"医生拒绝了老李的要求。

"为什么不给开，这个治头晕效果很好，"老李急了，"我以前头晕发作的时候医生都是给我用这个药的。"

医生向老李解释道："你要用的这个药是一种前庭抑制剂，一般在急性期使用，用的时间久了，反而不利于眩晕的恢复。"

听了医生的话，老李的焦虑稍缓解了一下。我又继续说道："眩晕的药物有很多种，分好几类，不同病因、不同疾病阶段的用药也不一样。"东莨菪碱这个药物在急性期能减轻眩晕、恶心、呕

吐的症状，但还会有尿潴留、视物模糊的不良反应，不适合长期使用。"

老李相信了医生的话，低头仔细看了看说明书："嗯嗯，原来是这样，说明书上也的确提到了这个。"

医生给老李开了适合他现阶段眩晕治疗的药物，嘱咐他定期来复诊。

你看，像老李这样眩晕的"老病号"也会碰到用药差错的问题。

治疗眩晕的药物种类繁多，到底该如何选用？眩晕治疗的药物主要分为两大类，一类是前庭抑制类药物，另一类是促进前庭功能代偿药物。

第一类：前庭抑制剂

这类药物的主要作用是抑制正常侧与异常侧的前庭功能，使两侧之间的差异减少，从而减轻眩晕，多用在眩晕的急性期，比如急性前庭神经炎、梅尼埃病急性发作、前庭性偏头痛以及严重的晕动病。由于前庭抑制剂会阻滞前庭代偿功能，所以持续用药的时间不应超过 72 小时。像前文介绍的老李那样，如果长时间使用前庭抑制类药物东莨菪碱，是不利于眩晕恢复的，特别是对于前庭功能永久损伤的患者。而临床上更多的"头晕"患者也不适合使用前庭抑制剂，特别是对非前庭功能障碍所致的头晕更是如此。

常用前庭抑制剂包括抗胆碱能药物、抗组胺药、苯二氮䓬类药物、多巴胺受体拮抗剂等。

（1）抗胆碱能药物。老李所说的"东莨菪碱"就属于前庭抑制剂中的抗胆碱能药物，其他还有山莨菪碱。此类药物的不良反应主要为视物模糊、口干、瞳孔扩大、尿潴留和镇静。不建议长期服用。

（2）抗组胺药。代表药物为茶苯海明、苯海拉明、异丙嗪。其中前两者就是我们平时常说的"晕车药"，在乘车前使用能够预防"晕动病"。异丙嗪是抗过敏的常用药物，也能够改善眩晕、恶心、呕吐的症状。

（3）苯二氮䓬类药物。包括地西泮、劳拉西泮和氯硝西泮，俗称"安定类"药物。有荟萃研究分析结果显示，2小时内单剂抗组胺药物改善眩晕的效果优于单剂苯二氮䓬类药物。此类药物可能造成跌倒、嗜睡、记忆障碍等不良反应。

（4）多巴胺受体拮抗剂。有类似抗组胺药物的效果，代表药物为氟哌利多、氯丙嗪和甲氧氯普胺。此类药物的不良反应主要有直立性低血压、嗜睡、帕金森病、迟发性运动障碍、急性肌张力障碍、内分泌异常和所有抗胆碱能的不良反应。

第二类：促进前庭功能代偿药物

一侧前庭外周器官部分或全部受到损伤后，可发生同侧前庭功能突然丧失而导致眩晕、恶心、呕吐、站立不稳、不稳感等症状。这些症状逐渐减轻乃至消失而恢复正常的过程被称为前庭代偿。前庭代偿是前庭功能障碍康复的主要方式，在前庭代偿的过程中有乙酰胆碱、多巴胺、组胺、γ-氨基丁酸、去甲肾上腺素、5-羟色胺等多种中枢神经递质参与。研究发现,促肾上腺皮质激素、钙离子拮抗剂、利尿剂、改善内耳微循环药物,以及影响相关中枢神经递质类药物可加速或易化前庭代偿,促进患者的临床康复。

(1)改善内耳循环的药物。这是临床上使用最多的促进前庭代偿的药物,常见的有倍他司汀、银杏叶提取物。倍他司汀是一种组胺类似物,弱激动 H_1 受体、强拮抗 H_3 受体。倍他司汀能够改善内耳微循环、减轻内淋巴水肿,平衡双侧前庭神经核放电,改善大脑血流循环,对多种眩晕有效,且不良反应小。银杏叶提取物是从银杏中提取的有效物质。能够促进多种神经递质生成,有扩张血管、改善血流供应、增加血流量、改善缺血缺氧的作用。不良反应较轻,可用于眩晕、梅尼埃病等。

(2)利尿剂。利尿剂的作用主要是改变肾脏的钠排泄,从而减轻内耳迷路水肿。常见的不良反应主要为电解质失衡、头痛、口渴和腹泻,某些利尿剂长期使用可能诱发痛风。梅尼埃病的患者可以通过控制盐分摄入和合理使用利尿剂来减轻症状。但利尿剂本身有一定的降压作用,所以在使用期间应注意血压情况,定期监测电解质。

(3)糖皮质激素。糖皮质激素能够和内耳的糖皮质激素受体结合,抑制炎症反应,调节急性前庭病变。有部分研究显示,一般在发病初期使用口服激素类药物对前庭神经炎的外周前庭功能恢复有效,但长期效果尚不明确。

(4)离子拮抗剂。离子拮抗剂能够在神经细胞中调控离子电流和神经递质释放,包括钙离子拮抗剂、钠离子拮抗剂等。钠离子拮抗剂常用药物有卡马西平、托吡酯等。卡马西平是一种抗癫痫药物，在临床实践中，对怀疑前庭阵发症的患者可以试用卡马西平进行诊断性治疗，即如果用药后眩晕发作的症状缓解，就可以初步诊断为前庭阵发症。卡马西平在长期使用需定期检测血常规、肝功能和淀粉酶。托吡酯是另一种具有多种作用的抗癫痫药，能够阻断电压门控钠通道，用于治疗前庭性偏头痛。在用药时需从小剂量开始，逐渐调整到有效剂量。钙离子拮抗剂的代表药物是氟桂利嗪，可以用于偏头痛性眩晕或前庭功能紊乱引起的眩晕。该药可能会引发锥体外系症状、抑郁症和帕金森病，故有此类倾向的患者禁用。在症状控制后需及时停药，一般初次疗程不超过 2 个月。在治疗慢性眩晕 1 个月或突发急性眩晕 2 个月后若症状未改善则是对该药无反应，此时也应该停药。

　　药物的不良反应常多见于老年人，一部分原因是老年人服药的种类和数量相对较多，增加了药物相互作用的可能。另一部分原因是年龄的增长，体内代谢发生变化，影响了药物的吸收和代谢。对于老年人来说，严重的药物作用可能是致死性的，因此老年人的药物选用更为复杂。常见的眩晕治疗药物可见表 4-1：

表 4-1　常用眩晕疾病治疗药物

分类	代表药物	适应证	不良反应
抗胆碱能药物	东莨菪碱、山莨菪碱	预防晕动病	口干、心动过速、尿潴留、视力模糊。青光眼、前列腺肥大、胃肠道或泌尿道梗阻性疾病禁用

分类	代表药物	适应证	不良反应
抗组胺药	茶苯海明、苯海拉明、异丙嗪	预防晕动病	恶心呕吐、口干、迟钝、思睡、注意力不集中、疲乏、头晕。闭角性青光眼、前列腺肥大禁用
苯二氮䓬类药物	地西泮、劳拉西泮和氯硝西泮	急性眩晕,抗焦虑、镇静催眠	嗜睡、头晕、乏力、震颤、抑郁、共济失调、步态不稳等,长期使用可产生药物依赖。肺功能障碍、呼吸睡眠暂停、重症肌无力等慎用
多巴胺受体拮抗剂	甲氧氯普胺	止吐	恶心呕吐、便秘、腹泻、口干、眩晕、昏睡、直立性低血压等,长期使用可导致锥体外系反应(肌震颤、发音困难、共济失调等)
噻吩类药物	异丙嗪	抗眩晕、止吐、镇静催眠	口干、嗜睡、头晕、反应迟钝、低血压、心动过速、白细胞计数减少等。老年人、闭角型青光眼、前列腺肥大者慎用
改善内耳循环的药物	倍他司汀	梅尼埃病,缺血性脑血管病、高血压等引起的眩晕、耳鸣	偶有恶心、呕吐等胃肠道反应
银杏叶制剂	银杏叶提取物	耳部循环障碍引起的眩晕、耳鸣、听力减退、耳迷路综合征	偶有胃肠道不适、头痛、过敏

续表

分类	代表药物	适应证	不良反应
利尿剂	氢氯噻嗪、氨苯蝶啶、甘露醇	梅尼埃症、迟发性膜迷路积水等与内淋巴积水有关的眩晕疾病	电解质紊乱、高糖血症、高尿酸血症
钠离子拮抗剂	卡马西平	前庭阵发症	头晕、嗜睡、共济失调，骨髓抑制、肝肾功能损伤等
	托吡酯	预防前庭性偏头痛	嗜睡、头晕，肾结石、肝功能损伤等
钙离子拮抗剂	氟桂利嗪	预防前庭性偏头痛、前庭功能紊乱引起的眩晕	疗程开始时可能有嗜睡、困倦。禁用于抑郁症、帕金森病患者
曲坦类	阿莫曲普坦、舒马曲普坦、佐米曲普坦	前庭性偏头痛急性期治疗	虚弱、疲劳、嗜睡、心悸、恶心呕吐、肌痛等。缺血性心脏病、缺血性脑血管病或外周血管病患者禁用
糖皮质激素	甲泼尼龙、地塞米松	前庭神经炎急性期、突发性聋急性期、梅尼埃病急性期	消化道溃疡，长期使用可引起各种代谢紊乱，如营养不良、骨质疏松、血压异常等

　　除了药物的不良反应，还有各种药物的相互作用。药物配伍不当，可能降低药物本身的治疗作用，甚至可能加重不良反应，导致严重后果。

　　举个例子，帕金森病或抑郁症的患者可能会使用 5-羟色胺再摄取抑制剂和单胺氧化酶抑制剂，比如西酞普兰、舍曲林、帕罗西汀、氟伏沙明和司来吉兰、雷沙吉兰等，当这类药物和卡马西平、曲坦类药物合用时，可能引起5-羟色胺综合征，出现烦躁不安、心跳加速、血压升高、肌肉震颤等，严重会出现高热，甚至猝死。所以帕金森和抑郁症患者在就诊时一定要向医生交代自己的用药情况。

眩晕疾病涉及多个学科，用药复杂，无论是急性眩晕发作还是慢性反复眩晕，应明确诊断地遵医嘱用药，切不可盲目加大药量或突然停药。

医生提醒

大多数眩晕疾病并不需要手术治疗，只有当药物及其他保守治疗无效且眩晕明显影响患者生活质量的情况下，根据患者的个体情况才需要选择手术治疗。例如顽固性梅尼埃病患者可以选择内淋巴囊减压术或内淋巴管夹闭术，这两种术式风险较小，操作相对简单。其中，内淋巴囊减压术的手术有效率可达75%左右，内淋巴管夹闭术有效率最高可达95%且听力得以保留。

日常生活篇

第五章

　　头晕/眩晕在日常生活中非常普遍，有时候你可能觉得都称不上一个"病"，比如晕车；有时候眩晕又会诱发一些不良的后果，比如老年人的跌倒。本篇将通过小故事告诉你在日常生活中如何防治眩晕。

1 每天改变一点点，眩晕远离你——日常生活

这天，林先生和林太太来门诊就诊。

患者是林先生，他一年前因为小脑梗死在神经内科住院治疗。在出院两周后，林先生首次来门诊复诊，那时候也是由林太太陪着一起来的。当时他症状虽然好转，但仍然存在头晕，行走时需要助步器。

医生询问了林先生的康复情况，建议林先生继续治疗，同时戒烟、戒酒，适当运动，尽可能地保持生病前的生活习惯，喜欢或习惯的事情可以继续，能参加的活动尽量参加。此后，林先生和林太太都会定期来门诊复诊，每次的来访，林太太都会拿出她的"日记本"，这里记录着林先生每一天的血压情况。刚开始林先生还因为行动不便不愿外出或与人接触，林太太常常鼓励他，用林太太的话说"每天改变一点点"，一点点引导他做些力所能及的事，恢复原来的生活方式和交往。

"我每天和他去公园散步呀，也一起去参加同学会，现在已经比刚生病那会好多了。"林太太笑眯眯地看着先生说道，"你自己

跟医生讲呀,唉,站起来走走看。"说着,让林先生站起来在诊室里走了几步路。

"这一年我香烟也戒掉了,酒么偶尔朋友聚会的时候喝一点点。周末我女儿过来,我也帮忙一起烧烧饭、带带小孩。"林先生乐呵呵地说。

这一年来,钟先生定期复诊,按时服药,戒掉了不良的生活习惯,他的脑梗死再也没有发作过,肢体乏力和头晕的情况也明显好转,现在已经可以脱离助步器,自己独立行走了。

其实林先生的病并不复杂,用药也一直是脑梗死治疗的基本用药,他的这些进步一部分也得益于生活方式的改变,是林先生林太太夫妻俩共同努力的结果。

你看,有时候改变生活方式的获益可能大于单纯地服药。其实,引发头晕、眩晕的原因有很多,除了求助于医生,我们可以从这些细节入手预防、缓解病情。一时做不到没关系,像林太太鼓励林先生那样"每天改变一点点"。

对于眩晕患者来说,有时候生活习惯的改变比药物、手术更重要。有经验的眩晕科医生会根据患者的具体病因和实际情况给予生活方式的指导,比如梅尼埃病的患者要特别控制盐分的摄入,前庭性偏头痛的患者要尽量减少声光的刺激等。这里列举了几个眩晕患者普遍适用的日常生活调整方法。你可能会觉得"老生常谈""道理都懂,就是做不到"。其实疾病不是一朝一夕发生的,何不像林先生一样,每天一点点从小事做起呢。

(1)忌烟、酒、茶叶、咖啡、巧克力、奶酪等相关诱发因素,避免暴饮暴食。饭后血液更多地供应到胃部来消化食物,脑部的血液相对减少,会加重头晕症状,建议少食多餐。

（2）规律睡眠,避免熬夜,避免过度劳累、精神紧张。紧张、焦虑、恐惧、生气等都可以引起短暂性血压升高,从而引发头晕。睡眠不足也会引起头晕,尽量在 23:00 点前入睡,保证 7 小时左右的睡眠。

（3）适当增加运动。广场舞、快走、游泳、太极拳等有氧运动可以增加心肺运动耐力,有利于更好地完成日常生活。力量训练(抗阻运动)可以防治肌少症,增强平衡的稳定性。特别要注意在运动的过程中循序渐进,保证安全。

（4）低盐饮食。盐分摄入过高会加重高血压,高血压会增强脑动脉的搏动感,进而对脑组织形成冲击和振荡,引起头晕。

（5）注意保暖,饮水充足。到了冬天,温度变低,容易引起脑部小血管痉挛,导致血流减少,脑供血不足;冬季饮水较少,水分蒸发流失较多,易引起血液黏稠度增高,血流变缓,导致脑部血流量相对减少,引起头晕,同时也增加了脑部血栓的形成及脑梗死的风险。

（6）起坐不要猛。随年龄增长,血管功能下降,下肢肌力减弱,久蹲后起身大多会伴有头晕眼花、起身困难,蹲下起身时,最好保持较为缓慢的速度,不要太迅速站立,让身体有时间做出反应。

2 一场由跌倒引发的血案——老年人跌倒

　　周老伯的遭遇可以说是一个"由跌倒引发的血案"。周老伯退休以后身体一直不错,平时经常到公园打打太极、遛遛鸟,虽然有高血压、糖尿病10多年了,好在平时血压、血糖控制得不错,生活过得挺惬意。这天周老伯又在公园遛弯时,突然一阵眩晕,走路也有点不稳了,周老伯歪歪斜斜回到家,自觉似乎好了一点,于是早早上床休息。第二天起床,周老伯觉得头还是晕晕的,便去医院看了急诊。医生检查过后,怀疑周老伯得了脑梗死,要他立刻住院治疗。一想到住院就不能再回家,家属也不方便探视,周老伯拒绝了住院。医生苦口婆心地劝说,周老伯还是一意孤行,只要求开点药便回家了。

　　哪知当天晚上,周老伯又再次来到了急诊,这次却是被抢救车送来的!原来周老伯回家后,再次出现了眩晕发作,突然一屁股坐在地上,头撞到旁边的桌角,当时眼角开了花,鲜血直流,昏迷不醒。老伴急忙拨打"120"把他送到医院。经检查,周老伯股骨颈骨折、硬膜下出血,立刻送进ICU抢救。在经过一个多月积

161

极的救治，周老伯虽然勉强保住了生命，但由于严重的外伤损伤及并发症，竟卧床不起了！

如果周老伯在发病当初就引起足够重视，及时就诊，积极配合医生的治疗，这样的悲剧也许就能避免。

老年人跌倒的危害

老年人跌倒已成为全球范围内的公共卫生问题。随着我国社会老龄化程度的逐渐加深，老龄跌倒的患者数量也呈明显上升的趋势。跌倒的年发生率随着年龄增长而增高，在我国 65 岁以上的老年人中，平均每 10 人就有 3～4 人发生过跌倒，80 岁以上的老年人 50% 发生过跌倒。国家卫健委最新的报告显示，预计"十四五"时期，我国 60 岁及以上老年人口总量将突破 3 亿，占总人口的比重将超过 20%，进入中度老龄化阶段。2035 年左右，60 岁及以上老年人口将突破 4 亿，在总人口中的占比将超过 30%，进入重度老龄化阶段。在不久的将来，我国可能成为世界范围内跌倒问题最突出的国家。

跌倒是导致我国 65 岁以上人群因伤致死的首位原因。美国的数据显示，20%～30% 的老年人跌倒后引发中重度创伤，导致生活不能自理甚至死亡。中国疾病预防控制中心的统计数据发现，老年人跌倒后，中重度损伤占 37.21%，经门急诊治疗后，22.49% 的老人需要住院治疗，0.92% 死亡。

跌倒最严重的后果是引发致命的创伤，特别在跌倒后引起头部外伤——脑出血、蛛网膜下腔出血、硬膜下出血等。患者可能在跌倒后快速出现意识丧失陷入昏迷，短时间内就可导致死亡。

在非致命性损伤中，骨折占老年人跌倒伤害第一位。骨折发生的部位主要为髋关节、脊椎部、手腕部等。所谓"伤筋动骨一百天"是指骨折的损伤恢复至少需要 3 个月的时间，才可以达到一定愈合强度，才可适当进行负重活动。如果是上肢的骨折尚不影响行走，但髋关节和脊柱部位的骨折可能使老年人长时间卧床。这种卧床不起的状态会引发一系列的并发症，如坠积性肺炎、深静脉血栓、压疮、泌尿系统感染等，这每一项并发症都可能导致老年人病情的恶化，加速死亡的进程。据调查，老年人发生髋部骨折后，一年病死率在 35%～59%！即使侥幸骨折康复，也有 42%的患者不能恢复到伤前的活动能力，35%不能独立行走！其中大多数面临着终身卧床的可能，最终发展为严重并发症阶段。

除了身体的创伤，跌倒还会带来心理上的负担。跌倒会伤害老年人尊严，降低老年人独立活动的自信心。特别是跌倒时需要他人搀扶帮助时，即使没有身体上的损伤，也会令老年人对再次跌倒产生惧怕心理，这种惧怕心理可能形成"跌倒—自信心减弱—活动减少—肢体衰弱—更易跌倒"的恶性循环，甚至卧床不起。跌倒带来的心理负担还会加重老年人焦虑、抑郁的情绪，约10%的老年人会对出现创伤后应激障碍（PTSD）。

导致老年人跌倒的内部因素

（1）衰老。平衡的维持依赖各种感觉的输入在中枢神经系统的整合以及骨骼肌肉的协同。老年人跌倒一个最常见的原因是自然衰老所致的平衡控制能力减退。比如，饮食缺少优质蛋白质、运动量减少、年龄的自然流失导致全身肌肉减少，下肢支撑力不足。骨质疏松也增加了跌倒后发生骨折的风险。白内障、老年黄斑变性、近视老视等视力障碍使老年人夜间发现不了障碍物，导致被绊倒。据报道，有视觉障碍的患者跌倒的风险是正常人群的 5.5 倍。衰老还会导致关节退行性疾病，特别是伴有关节疼痛疾病，老年人会因此减少活动，从而进一步导致肌肉失用性无力，同时患者会因为疼痛或活动受限而无法在跌倒时做出保护性的姿势反射。

（2）疾病。头晕/眩晕的患者极易发生跌倒，前文提到的一些疾病都与跌倒有关。梅尼埃病患者可突然猝倒，但神志清楚，这是梅尼埃病的特殊表现形式，称为"Tumarkin 耳石危象"。椎基底动脉短暂性脑缺血发作的患者会在没有先兆的情况下肢体突然失去张力、膝盖弯曲而"跌倒发作"，这种跌倒没有其他伴随症状和后遗症，患者在跌倒后可以自行站起继续走路，故此常常被患者忽视。直立性低血压的患者可能因头晕、黑矇、晕厥而发生跌倒，老年人直立性低血压跌倒风险可增加 1.5 倍。有过脑损伤的老年人可能出现继发性癫痫发作，这也常常是老年人跌倒的病因之一。帕金森病的患者有一种特殊的行走姿势，在行走时跨步小、双足擦地，身体前倾，起步困难，称为"慌张步态"，这种刹不住车的行走姿势常使患者向前倾倒。认知功能的进行性损害使患者对周围环境的判断出现偏差，对一些危险缺乏警觉，反应时间延长。有认知障碍的患者，其跌倒风险比健康人高 1.4～3.5 倍。一些诱发因素例如恐惧、激动、排尿、咳嗽等会引起自主神经反射异常,引发心动过缓或低血压性晕厥,也是跌倒发生的原因。

（3）药物。老年人往往合并多种疾病,可能会同时使用多种药物,药物会增加老年人的跌倒风险。最常见的是镇静催眠类药物,也就是我们通常说的"安眠药",包括苯二氮䓬类（如艾司唑仑、氯硝西泮、地西泮、阿普唑仑等）和非苯二氮䓬类（如右佐匹克隆、佐匹克隆、唑吡坦等）。这类药物使用不当会导致老年人白天困倦、瞌睡、注意力不集中,从而引起跌倒。降压药、利尿剂、血管扩张剂可能导致血压过低、血容量不足或直立性低血压,患者会出现头晕、眩晕、站立不稳而跌倒。降糖药物引发的低血糖现象会使患者头晕、心慌、出冷汗,甚至意识模糊、跌倒、昏迷。一些强心苷类药物或抗心律失常药物本身就可能引起心律失常,引发阿-斯综合征（由于严重心律失常产生严重脑缺血、神志丧失和晕厥）而跌倒。

（4）心理因素。抑郁、焦虑、情绪不佳及其导致的社交隔离也会增加跌倒风险。老年人可能因平衡问题不愿运动,在进行某些活动时为了避免跌倒而出现自我效能或信心降低,甚至引发严重的焦虑而造成恶性循环;抑郁可引发的躯体化症状,例如持续的头晕、头痛、疲劳等,都可能增加跌倒风险。最新的《科学报告》发表的一项研究显示,独居或没有社交联系的老人更可能在家中跌倒或因为跌倒而住院。在考虑了社会经济和生活方式因素后,独居老年相比与好友或亲戚同住的老年人跌倒的风险高了18%;社交联系最少的老年人比社交联系最多的老年人报告跌倒的可能性高了24%,因跌倒而入院的可能性高了36%～42%。

导致老年人跌倒的外部因素

（1）环境因素。很多老年人的跌倒其实是被绊倒，老年人由于本身视力不佳，如果再加上光线不足、地面湿滑不平整、存在楼梯台阶等情况，极易被障碍物绊倒。日常生活中一些容易被忽视的细节，例如家具放置不合理，缺乏防滑、扶手或辅助设配，甚至衣裤、鞋子穿着不当都有可能引发跌倒。老年人外出时遭遇恶劣天气、拥挤的环境也会增加跌倒风险。

（2）社会因素。教育、收入、医疗保障、社会服务途径等都会影响老年人跌倒的发生率。

对于周老伯来说，跌倒可能并不是导致他终身卧床的根本原因，但加速了周老伯病情的恶化。跌倒可谓老年人的"隐形杀手"。但我们也可以通过学习相关知识和技能，了解导致老年人跌倒的各种可能的原因，从而针对性地采取相应的措施，降低意外发生的可能性，把"隐形杀手"扼杀在摇篮里。

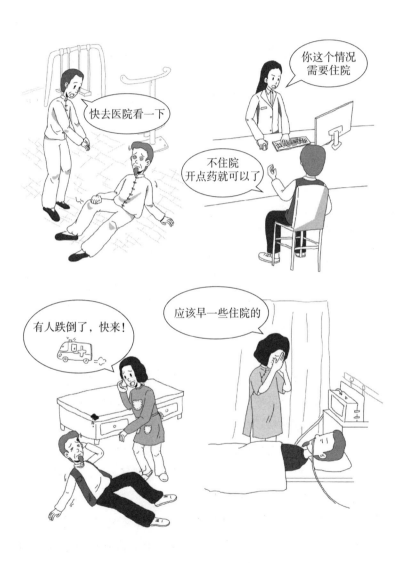

3　防火防盗防跌倒——
　　跌倒风险评估

　　周老伯在跌倒后发生了股骨骨折和硬膜下出血，在受伤住院的日子里，周老伯的爱人为了照顾他日夜劳累，自己也病倒了。他们的女儿每天下班后还要到医院送饭送菜、陪护父母。在经历了 1 个月抢救治疗后，周老伯的病情终于稳定，但已经卧床不起，生活无法自理，今后只能长期居住于护理院，需要家属和陪护人员 24 小时日夜照顾。

　　可以说，周老伯这次不幸的意外事故给整个家庭带来了沉重的负担，可谓"一失足成千古恨"。防火防盗防跌倒，防患于未然的关键是要认识到"患"在哪里！

　　对老年人跌倒进行干预的基础和前提是进行老年人跌倒风险评估。所有的老年人都需要做跌倒风险评估，特别是有跌倒史的老年人。风险评估的目的是筛查出可能的导致老年人跌倒的因素，从而有针对性地采取预防措施。一般来说，导致老年人跌倒的危险因素可分为内在因素和外在因素。内在因素包括生理原因，比如自然衰老、功能退化，疾病因素比如前庭性疾病、眼部疾病、心血管疾病、神经系统疾病、心理认知疾病等；药物因素包括前庭抑制药物、镇静催眠药物、心血管药物、降糖药等；心理因素如焦虑抑郁、独居、隔离等。外在因素包括居家环境、外部天气、社会因素等。我们可以通过问卷调查和简易的运动测评来筛查以上可能的导致跌倒的危险因素。

老年人跌倒风险测评量表重在对老年人跌倒的内在因素的评估，综合考虑引起老年人跌倒的危险因素，可以较为全面地评估老年人的跌倒风险。目前使用比较多的是 Morse 老年人跌倒风险评估量表（Morse fall scale，MFS）和老年人跌倒风险评估工具（fall risk assessment tool，FRAT）。

Morse 老年人跌倒风险评估量表（见表 5-1）由宾夕法尼亚大学 Morse 教授于 1989 年制订，包括对近 3 个月有无跌倒史、超过一个医学诊断、接受药物治疗、使用助行器具、步态和认知状态等 6 个条目的评分，量表总分 125 分。得分越高，表明受试老年人发生跌倒的风险越高。跌倒风险评定标准：<25 分为低度风险，25～45 分为中度风险，>45 分为高度风险。

表 5-1　Morse 老年人跌倒风险评估量表

项目	评分	标准	得分
1. 近 3 个月内有无跌倒史	0	无	
	25	有	
2. 存在 2 个以上不同系统的医学诊断	0	无	
	15	有	

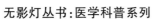

续表

项目	评分	标准	得分
3. 行走辅助	0	卧床休息、由他人照顾活动或不需要	
	15	只用拐杖、手杖、助行器	
	30	扶靠家具、墙面行走	
4. 药物治疗	0	无	
	20	静脉输液/置管/使用特殊药物	
5. 步行	0	正常、卧床休息、轮椅	
	10	虚弱乏力，年龄＞70 岁或≤14 岁	
	20	功能障碍、残疾或损伤	
6. 认知状态	0	正常，能量力而行	
	15	认知障碍，睡眠障碍/认知低下，意识障碍/躁动不安	
备注	年龄＞75 岁视为高风险		
总分：	□0～25 分 低风险　　□25～45 分 中风险　　□＞45 分 高风险		

老年人跌倒风险评估工具(见表 5 - 2)包括对运动、跌倒史、精神不稳定状态、自控能力、感觉障碍、睡眠状况、用药史和相关病史 8 个方面共计 35 个条目的评估,每个条目得为 0～3 分,总分 53 分。分数越高,表示跌倒的风险越大。结果评定标准:1～2 分为低危,3～9 分为中危,10 分及以上为高危。

表 5-2 老年人跌倒风险评估工具

分 类	内 容	权重	得分
1. 运动	步态异常/假肢	3	
	行走需要辅助设备	3	
	行走需要他人帮助	3	
2. 跌倒史	有跌倒史	2	
	因跌倒住院	3	
3. 精神不稳定状态	谵妄	3	
	痴呆	3	
	兴奋/行为异常	2	
	意识恍惚	3	
4. 自控能力	大便/小便失禁	1	
	大便/小便频率增加	1	
	留置导尿	1	
5. 感觉障碍	视觉受损	1	
	听觉受损	1	
	感觉性失语	1	
	其他情况	1	
6. 睡眠状况	多醒	1	
	失眠	1	
	梦游症	1	
7. 用药史	新药	1	
	心血管药物	1	

续表

分　类	内　容	权重	得分
	降压药	1	
	镇静催眠药	1	
	戒断治疗	1	
	糖尿病用药	1	
	抗癫痫药	1	
	麻醉药	1	
	其他	1	
8. 相关病史	神经科疾病	1	
	骨质疏松	1	
	骨折史	1	
	低血压	1	
	药物/酒精戒断	1	
	缺氧症	1	
	年龄 80 岁以上	3	
总分：	□1～2 分 低危　□3～9 分 中危　□≥10 高危		

　　老年人的各项生理功能随着年龄的增长都会有所减退。如视觉、前庭觉、本体觉功能的下降导致维持平衡的感觉输入失衡，骨骼肌肉的老化和流失导致步态协调能力下降，都增加了跌倒风险。日常生活能力量表和简单的运动测试可以对老年人的躯体功能进行评估。

　　Barthel 指数（见表 5 - 3）是在 1965 年由美国人 Dorother

Barthel 及 Floorence Mahoney 设计并制订的,是美国康复治疗机构常用的一种日常生活能力评定方法。该量表包括 10 项内容:进食、洗澡、整理仪容、穿衣、控制大便、控制小便、如厕、床椅转移、行走、上下楼梯。每个项目根据是否需要帮助及帮助的程度可分为 0、5、10、15 四个等级,总分为 100 分。得分越高,说明患者的独立性越好,依赖性越小。

表 5 - 3　Barthel 指数

项目	评分	标　准	得分
1. 进食	0	需极大帮助,或完全依赖他人,或留置胃管	
	5	需部分帮助(夹菜、盛饭、切割食物、搅拌食物)	
	10	能使用任何需要的装置,在适当的时间独立进食	
2. 洗澡	0	需要帮助	
	5	自理	
3. 整理仪容	0	需要帮助	
	5	能够独立洗脸、梳头、刷牙、剃须	
4. 穿衣	0	依赖他人	
	5	需要部分帮助,在适当时间内至少完成一半的工作	
	10	自理(系纽扣、拉链、穿鞋等)	
5. 控制大便	0	失禁	
	5	偶尔失禁或需要器具帮助	
	10	能控制;如果需要能使用灌肠剂或栓剂	

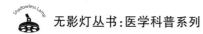

项目	评分	标　准	得分
6. 控制小便	0	失禁	
	5	偶尔失禁或需要器具帮助	
	10	能控制;如果需要能使用集尿器	
7. 如厕	0	依赖他人	
	5	需要部分帮助;在脱衣裤或使用卫生纸时需要帮助	
	10	独立使用厕所或便盆,穿脱衣裤,冲洗或清洗便盆	
8. 床椅转移	0	完全依赖,不能坐	
	5	需大量帮助(2人),能坐	
	10	需少量帮助(1人),或指导	
	15	独立从床到轮椅,再从轮椅到床,包括从床上坐起、刹住轮椅、坐起	
9. 行走	0	不能动	
	5	在轮椅上独立活动,能行走45米	
	10	需1人帮助步行(体力或语言指导)45米	
	15	能在水平路面上行走45米,可使用辅助装置,不包括带轮子的工具助行	
10. 上下楼梯	0	不能	
	5	需部分帮助(体力或语言指导)	
	10	自理,可以使用辅助装置	

项目	评分	标 准	得分
		总分：	
量表评分标准		□0～20分,极严重功能缺陷,生活完全需要依赖； □25～45分,严重功能缺陷,生活需要很大帮助； □50～70分,中度功能缺陷,生活需要帮助； □75～95分,轻度功能缺陷,生活需要部分帮助； □100分,日常生活活动自理	
跌倒风险评定		20～60分,提示有跌倒风险	

Berg 平衡量表(Berg balance scale，BBS)(见表 5-4)是平衡功能评估的金标准。该量表要求受试者做出包括由坐到站、独立站立、独立坐下、由站到坐、床椅转移、双足并拢站立、闭眼站立、上臂前伸、弯腰拾物、转身向后看、转身一周、双足前后站立、双足交替踏台阶、单腿站立 14 个项目,每个项目根据受试者的完成情况评定为 0～4 分,满分为 56 分。得分越低表明平衡功能越差,跌倒的可能性也越大。

表 5-4　Berg 平衡量表

检查项目	评分	评定标准	得分
1. 由坐到站	4	不用手帮助能够站起且能够保持稳定	
	3	用手帮助能够自己站立起来	
	2	用手帮助经过数次努力能够站起来或者保持稳定	
	1	需要轻微的帮助能够站起来	

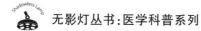
检查项目	评分	评定标准	得分
	0	需要中度或较大的帮助才能够站起来	
2. 独立站立	4	能够安全站立2分钟	
	3	能够在监护下站立2分钟	
	2	能够独立站立30秒	
	1	经过几次努力能够独立站立30秒	
	0	没有帮助不能站立30秒	
3. 独立坐下	4	能够安全地坐2分钟	
	3	能够在监护下坐2分钟	
	2	能够坐30秒	
	1	能够坐10秒	
	0	没有支撑则不能坐10秒	
4. 由站到坐	4	用手稍微帮助能够安全地坐下	
	3	必须用手帮助来控制身体重心下移	
	2	需要用双腿抵住椅子来控制身体重心下移	
	1	能够独立坐在椅子上但不能控制身体重心下移	
	0	需要帮助才能坐下	
5. 床椅移动	4	用手稍微帮助能够安全转移	
	3	必须用手帮助才能够安全转移	
	2	需要监护或言语提示才能够完成转移	
	1	需要1个人帮助才能完成转移	
	0	需要2个人帮助才能完成转移	

续表

检查项目	评分	评定标准	得分
6. 闭眼站立	4	能够安全站立 10 秒	
	3	能够在监护下站立 10 秒	
	2	能够站立 3 秒	
	1	闭眼时不能站立 3 秒但睁眼时能保持稳定	
	0	需要帮助以避免摔倒	
7. 双足并拢站立	4	能够独立的将双脚并拢并独立站立 1 分钟	
	3	能够独立的将双脚并拢并在监护下站立 1 分钟	
	2	能够独立的将双脚并拢但不能站立 30 秒	
	1	需要帮助才能将双脚并拢但双脚并拢后能够站立 15 秒	
	0	需要帮助才能将双脚并拢且不能站立 15 秒	
8. 站立位上肢前伸	4	能够前伸大于 25 cm 的距离	
	3	能够前伸大于 12 cm 的距离	
	2	能够前伸大于 5 cm 的距离	
	1	能够前伸但需要监护	
	0	当试图前伸时失去平衡或需要外界支撑	
9. 站立位从地上拾物	4	能够安全而轻易地捡起拖鞋	
	3	能够在监护下捡起拖鞋	

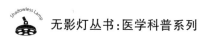
检查项目	评分	评定标准	得分
	2	不能捡起但能够到达距离拖鞋 2～5 cm 的位置并且独立保持平衡	
	1	不能捡起拖鞋且当试图努力时需要监护	
	0	不能尝试此项活动或需要帮助以避免失去平衡	
10. 转身向后看	4	能够从两侧向后看且重心转移良好	
	3	只能从一侧向后看，另一侧重心转移较差	
	2	只能向侧方转身但能够保持平衡	
	1	转身时需要监护	
	0	需要帮助以避免失去平衡或摔倒	
11. 转身一周	4	两个方向只用 4 秒或更短的时间安全转一圈	
	3	只能在一个方向用 4 秒或更短时间转一圈	
	2	能够安全转一圈，但用时超过 4 秒	
	1	转身时需要密切监护或言语提示	
	0	转身时需要帮助	
12. 双足交替踏台阶	4	20 秒内完成 8 次动作	
	3	完成 8 次动作的时间超过 20 秒	
	2	能够完成 4 次动作	
	1	完成≥2 次动作	
	0	跌倒或不能尝试此项活动	

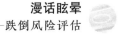
续表

检查项目	评分	评定标准	得分
13. 双足前后站立	4	能够独立将一只脚放在另一只脚的正前方且保持 30 秒	
	3	能够独立将一只脚放在另一只脚的前方且保持 30 秒	
	2	能够独立将一只脚向前迈一小步且保持 30 秒	
	1	需要帮助才能向前迈步但能保持 15 秒	
	0	迈步或站立时失去平衡	
14. 单脚站立	4	能够独立抬起一条腿且保持 10 秒以上	
	3	能够独立抬起一条腿且保持 5～10 秒	
	2	能够独立抬起一条腿且保持 3～5 秒	
	1	经过努力能够抬起一条腿，保持时间不足 3 秒但能保持站立平衡	
	0	不能尝试此项活动或需要帮助以避免跌倒	
总分：			
评分标准：		□0～20 分，平衡能力差，只能坐轮椅 □21～40 分，平衡能力可，需要辅助步行 □41～56 分，平衡能力好，能够独立行走 注：<40 分表明有跌倒危险性	

以上的几个量表都是临床上比较常用的评估患者平衡能力和跌倒风险的测试，你可能觉得过于复杂，有些平衡量表需要专

业的神经科医生或康复科医生来进行评估。这里再介绍两个简便的跌倒风险评估。

计时起立-行走测试：主要用于评估老年人的移动能力和平衡能力。受试者穿着舒适的鞋子，坐在有扶手的靠背椅上，身体紧靠椅背，双手放在扶手上。当测试者发出"开始"的指令后，受试者从靠背椅上站起，待身体站稳后，按照尽可能快的走路形态向前走 3 米，然后转身迅速走回到椅子前，再转身坐下，靠到椅背上。测试者记录被测试者背部离开椅背到再次坐下（靠到椅背）所用的时间，以秒为单位。被测试者在测试前可以练习 1～2 次，以熟悉整个测试过程。结果评定：<10 秒，表明步行自如（评级为正常）；10～19 秒，表明有独立活动的能力（评级为轻度异常）；20～29 秒，表明需要帮助（评级为中度异常）；≥30 秒，表明行动不便（评级为重度异常）。

对于一般住家的老年人，可以用一些简化的跌倒风险问卷（见表 5-5）进行跌倒风险的自评。由老人回答 10 个平时生活中常见的跌倒风险因素组成的问卷来评估其跌倒风险。每个问题只要回答"是"或"否"，回答"是"计 1 分，回答"否"不计分。根据总分来评估跌倒的风险：大于 6 分为跌倒高风险，3～6 分为中风险，0～2 分为低风险。

表 5-5 跌倒风险问卷

问题	在下列情况时你有多少信心不会失去平衡或变得不稳	是	否
1	去年是否有过跌倒？		

续表

问题	在下列情况时你有多少信心不会失去平衡或变得不稳	是	否
2	是否感觉比过去虚弱或手臂、腿部不如过去有劲？		
3	是否因为害怕跌倒而避免日常活动和锻炼？		
4	上下楼梯是否有困难？		
5	是否服用4种或4种以上的药物？		
6	是否发现视力有所变化？		
7	是否发现听力有所变化？		
8	站起时是否感到过头晕？		
9	是否在行走时感到不稳或蹒跚？		
10	是否因脚部疼痛或麻木在行走时需要调换步子？		
计算"是"的个数(有多少个是)			

□大于6分,高风险;□3～6分,中风险;□0～2分,低风险

如果跌倒评估为低风险,可以居家或在社区进行防跌倒的预防性康复活动。如果评估为高风险,建议进一步到医院进行跌倒风险的系统性评估,识别可能的跌倒因素,明确异常所在,从而有针对性地采取降低跌倒风险的防范措施和方法。

对于居家进行防跌倒活动的老年人,不良的居家环境也是造成老年人跌倒的重要因素。我国老年人的跌倒有一半以上是在家中发生的。在中国,居家养老仍是最主要的养老方式,然而居家环境却面临"不适老"的问题。据专业人士介绍,居家环境"不适老"主要表现在三个方面:一是安全性差,老人在居家活动中容易摔倒;二是功能性差,空间通过性差,令老人平添障碍;三是舒

适性差。老龄群体日益庞大,老年人家庭环境的改善尤其是居家适老化的改造呼声越来越高。要进行个性化的居家适老化改造,首先需要对家庭环境进行评估。居家危险因素评估工具(home fall hazards assessments,HFHA)(见表 5-6)可以对老年人的居家环境进行评估并给出建议,所有有老年人的家庭都应该进行家庭环境的评估。HFHA 包括对居室内的灯光、地面、厨房、卫生间、客厅、卧室、楼梯与梯子、穿着、住房外环境等 9 个方面共计 53 个危险因素进行评估,并且对每个条目都给出了干预的建议。

表 5-6　居家危险因素评估工具

序号	评估内容	结果	建　议
对室内灯光的评估和建议:			
1	居家灯光是否合适?	是□　否□	灯光不宜过亮或过暗
2	楼道与台阶的灯光是否明亮?	是□　否□	在通道和楼梯处使用 60 瓦的灯泡。通道上宜装有感应效应的电灯
3	电灯开关是否容易打开?	是□　否□	应轻松开关电灯
4	在床上是否容易开灯?	是□　否□	在床上应很容易开灯
5	存放物品的地方是否明亮?	是□　否□	在黑暗处应安装灯泡。从亮处到暗处应稍候片刻
对地面(板)的评估和建议:			
6	地面是否平整?	是□　否□	地面不宜高低不平,如有应以斜坡代替,室内不应有门槛

续表

序号	评估内容	结果	建 议
7	地毯(垫)是否放平,有没有褶皱和边缘卷曲	是□ 否□	确保地垫保持良好的状态,去除破旧或卷曲的地毯
8	地板的光滑度和软硬度是否合适	是□ 否□	地面不宜光滑,可刷防滑油漆或铺地毯
9	地板垫子是否无滑动	是□ 否□	去除松动的地垫或将地垫固定在地上,并贴上防滑衬垫
10	溢出的液体是否立即擦干净	是□ 否□	一旦有溢出的液体立即将其擦拭干净
11	地面上是否放置杂乱的东西?	是□ 否□	地面上应整洁,尽可能不放或少放东西,应清除走廊障碍物
12	通道上是否有电线?	是□ 否□	通道上不应有任何电线

对卫生间的评估和建议:

序号	评估内容	结果	建 议
13	在浴缸或浴室内是否使用防滑垫?	是□ 否□	在湿的地面易滑倒,浴室内应使用防滑垫,在浴缸内也应使用防滑材料
14	洗刷用品是否放在容易拿到的地方?	是□ 否□	洗刷用品应放在容易拿到的地方,以免弯腰或伸得太远
15	在马桶周围、浴缸或淋浴间是否有扶手?	是□ 否□	应安装合适的扶手
16	是否容易在马桶上坐下和站起来?	是□ 否□	如马桶过低,或老人不易坐下和站起来,应加用马桶增高垫,并在周围装上合适的扶手

序号	评估内容	结果	建 议
17	浴缸是否过高？	是□ 否□	浴缸不宜过高。如过高，应加用洗澡凳或洗澡椅

对厨房的评估和建议：

序号	评估内容	结果	建 议
18	是否不用攀爬、弯腰或影响自己的平衡就可很容易取到常用的厨房用品？	是□ 否□	整理好厨房，以便能更容易取到最常用的厨具。可配用手推托盘车。如必须上高处取物，请用宽的座椅和牢靠的梯子
19	厨房内灯光是否明亮？	是□ 否□	灯光应明亮
20	是否将溢出的液体擦干净？	是□ 否□	随时将溢出的液体擦拭干净
21	是否有良好的通风设备来减少眼睛变模糊的危险性？	是□ 否□	留置通风口，安装厨房抽油机或排气扇，做饭时更应通风
22	是否有烟雾报警装置？	是□ 否□	应配备烟雾报警装置
23	是否有家用灭火器	是□ 否□	应配备家用灭火器

对客厅的评估和建议：

序号	评估内容	结果	建 议
24	是否可以容易从沙发椅上站起来？	是□ 否□	宜用高度适宜又有坚固扶手的椅子
25	过道上是否放置任何电线、家具和凌乱的东西？	是□ 否□	不可在过道上放置电话线、电线和其他杂物
26	家具是否放置在合适的位置，使您开窗或取物时不用把手伸得太远或弯腰？	是□ 否□	家具应放置在合适的位置，地面应整、防滑和安全

序号	评估内容	结果	建 议
27	窗帘等物品的颜色是否与周围环境太相近?	是□ 否□	窗帘等物品的颜色尽可能鲜艳,与周围环境应有明显区别

对楼梯、台阶、梯子的评估和建议:

序号	评估内容	结果	建 议
28	是否能清楚地看见楼梯的边缘?	是□ 否□	
29	楼梯与台阶的灯光是否明亮?	是□ 否□	楼梯与台阶处需要额外的照明,并应明亮。楼梯灯尽量使用自动开关
30	楼梯上下是否有电灯开关?	是□ 否□	
31	每一级楼梯的边缘是否安装防滑踏脚?	是□ 否□	在所有阶梯上必须至少一边有扶手,每一级楼梯的边缘应装防滑踏脚
32	楼梯的扶手是否坚固?	是□ 否□	扶手必须坚固
33	折梯和梯凳是否短而稳固,且梯脚装上防滑胶套?	是□ 否□	尽量避免使用梯子,如需使用时最好有人在旁。折梯应保持良好状态,最好用有扶手的梯子,保证安全

对老人衣服和鞋子的评估和建议:

序号	评估内容	结果	建 议
34	是否穿有防滑鞋底的鞋子?	是□ 否□	鞋子或拖鞋上应有防滑鞋底和凸出的纹路
35	鞋子是否有宽大的鞋跟?	是□ 否□	鞋子上应有圆形宽大的鞋跟

序号	评估内容	结果	建议
36	在房里以外的地方是否穿的是上街的鞋子而不是拖鞋？	是□ 否□	避免只穿袜子、宽松的拖鞋、皮底或其他滑溜鞋底的鞋子和高跟鞋
37	穿的衣服是否合身和没有悬垂的绳子或摺边？	是□ 否□	衣服不宜太长，以免绊倒（尤其是睡衣）
38	是否坐着穿衣？	是□ 否□	穿衣应坐下，而不要一条腿站

对住房外面的评估和建议：

序号	评估内容	结果	建议
39	阶梯的边缘是否已清楚标明？	是□ 否□	应在阶梯的前沿漆上不同的颜色确保所有外面的阶梯极易看到
40	阶梯的边缘是否有自黏的防滑条？	是□ 否□	阶梯边缘应贴上防滑踏脚
41	阶梯是否有牢固且容易抓的扶手？	是□ 否□	阶梯应有牢固且容易抓的扶手
42	房子周围的小路情况是否良好？	是□ 否□	应保持小路平坦无凹凸。清除小路上的青苔与树叶，路潮湿时要特别小心
43	夜晚时小路与入口灯光是否明亮？	是□ 否□	小路与入口处晚上应有明亮的照明
44	车库的地板是否没有油脂和汽油？	是□ 否□	车库地板应没有油脂和汽油
45	房子周围的公共场所是否修缮良好？	是□ 否□	公共场所应修缮良好

续表

序号	评估内容	结果	建 议
对卧室的评估和建议：			
46	室内是否有安全隐患，如过高或过低的椅子、杂乱的家居物品等	是□ 否□	卧室的地板上不要放东西。要把卧室内松动的电线和电线系好，通道上不得有杂乱物品。椅子高度应合适
47	室内有无夜间照明设施？是否可以在下床前开灯	是□ 否□	床边安一盏灯，考虑按钮灯或夜明灯。夜晚最好在床边放一把手电筒
48	室内有无紧急呼叫设备	是□ 否□	安装紧急呼叫器
49	是否容易上、下床	是□ 否□	床高度应适中，较硬的床垫可方便上下床。下床应慢，先坐起再缓慢站立
50	卧室内是否有电话	是□ 否□	卧室应安装一部电话或接分机，放在在床上就可够着的地方
51	电热毯线是否安全并系好，不会使人绊倒？按钮是否能在床上够到？	是□ 否□	应将线系好，按钮装在床上就能够到的位置
52	床罩是否没有绳圈做的穗？	是□ 否□	床罩上应没有穗或绳
53	如果使用拐杖或助行器，它们是否放在您下床前很容易够得着的地方	是□ 否□	将拐杖或助行器放在较合适的地方

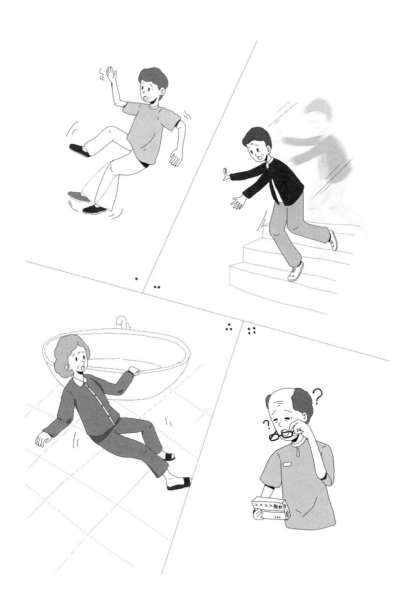

4 做个快乐的不倒翁——跌倒的防治

头晕/眩晕的患者极易发生跌倒,很多疾病都与跌倒有关,医院的急诊常常能看到因为跌倒来就诊的老人。全国调查显示,老人的跌倒有一半以上是在家中发生,社区老年人的跌倒率为11%～34%,有4%～5%中国老年人在1年内跌倒2～3次。即使住在医院、养老院等有专人的看护的场所也不能完全避免跌倒的发生。跌倒带来的严重后果让人不禁心生疑问:

老年人这么容易跌倒还能不能出门活动啊?

老年人在家也不安全啊,大多数跌倒都是在家里发生的。

年纪大就不要多运动了,当心做做运动就摔倒了。

老人家就是要吃清淡点,肉什么的要少吃。

有关跌倒,你心中是不是也有这样那样的疑惑,老年人在日常生活中到底该如何预防跌倒安享晚年?

均衡营养

老年人群中流行一种说法"千金难买老来瘦"，不少人觉得老年人应该清淡饮食少吃肉，这其实也是一种误区。国家老年疾病临床医学研究中心的研究显示，我国平均每 8 个老人之中就有 1 个人患有肌少症。所谓"肌少症"就是肌肉减少、肌肉衰减综合征。老年人由于神经肌肉功能衰退、日常生活中运动量减少等原因，肌肉含量逐渐下降，最终导致肌少症。全身肌肉的减少不但降低机体免疫功能，还增加跌倒、骨折的危险。

肌少症的营养干预包括足够的能力提供，如蛋白质和氨基酸、肌酸、维生素 D、长链 $\omega-3$ 多不饱和脂肪酸和抗氧化剂。

增加蛋白质和钙的摄入可以降低老年人的跌倒骨折风险，若能保证每天的总钙摄入量为 1.142 克，蛋白质摄入量为 1.1 克/千克体重，坚持 3～5 个月后能使骨折风险降低 33%，跌倒风险降低 11%。也就是说，一个 70 千克的老人，每天要吃 70～80 g 的蛋白质，差不多是 1 个鸡蛋、1 杯牛奶、100 克瘦肉，100 克鱼虾、100 克豆腐，再加上每日的主食和蔬菜就基本够了。

钙剂和维生素 D 的补充适用于有骨折高风险和骨质疏松的人群。《中国居民膳食营养素参考摄入量》建议，50 岁以上人群每日钙推荐摄入量为 1 000～1 200 mg。钙的补充首推食物中摄入，牛奶及奶制品、绿叶蔬菜、豆类中含钙量丰富。同时，维生素 D 能够帮助钙质的吸收，补钙的同时也要补充维生素 D。维生素 D 可以通过紫外线照射后由皮肤合成。经常在室外运动既能锻炼身体又补充维生素 D，一举两得。

适当运动

运动使老年人跌倒相关伤害的风险降低 12%，其中需要医疗护理和导致骨折的事件分别下降了 32% 和 44%。在保证充足营养的基础上，每周可以进行 150 分钟的中等强度有氧运动，或每天步行超过 5 000 步，再加上每周 3 次 20 分钟的抗阻训练。

我们平时经常做的慢跑、游泳、骑单车、跳广场舞其实都算有氧运动，也是大多数人运动的首选。容易被老年人忽视的是抗阻运动。抗阻训练是提高肌肉力量和耐力的一种运动形式，就是在运动时四肢要抵抗体重、重力、弹力带、健身器材所产生的阻力，比如举哑铃、俯卧撑就是最熟悉的抗阻运动。老年人一开始可以进行一些简单的抗阻运动，比如下蹲、推墙、足趾站立等，适应 2~3 周后再逐渐提高难度。

但运动也不是越多越好。有研究指出，运动量和跌倒呈 U 型相关，也就是过多和过少的活动水平都是跌倒的危险因素。运动过量会导致神经中枢疲劳、肌肉力量下降，在运动过程中出现跌倒或者是撞伤的机会增多。

安全用药

有些药物可引起或加重老年人的认知障碍，进而由步态稳定性、清醒程度、平衡觉和视觉的异常而导致跌倒。对跌倒高风险药物的安全使用能够降低跌倒的发生率，减少跌倒的伤害程度。

不少老年人都由于睡眠问题而服用"安眠药"，进而导致白天困倦、瞌睡、注意力不集中而跌倒。如果一定要用药，优先选择非苯二氮䓬类药物，这些药物成瘾性和不良反应相对较小，且尽量避免长期使用，并最好在晚上上床后再服药。镇静催眠药发生跌倒的时间一般在换药、调整剂量、夜里起床及早晨下床时，因此在以上时间段需对患者进行重点监护。

降压药、利尿药、血管扩张药可能发生低血压，甚至发生直立性低血压。患者在体位的改变后，如从平卧位突然转为直立，或长时间站立发生的脑供血不足引起的低血压，出现头晕、眩晕、站立不稳而跌倒。这些药物在应用时应监测血压，按时服药，不随意增减药量。高血压药物尽量选用半衰期长的控制片或缓释片，减少血压波动。为避免直立性低血压发生，要让老人日常生活中慢慢改变体位，比如起床时先在床上坐一会再站起来。

精神类药物如抗焦虑、抗抑郁药物以及认知障碍类药物（如美金刚、多奈哌齐等）种类繁多，很多都可能导致跌倒，且每种药物引起跌倒的原因不同。这些药物需要从小剂量开始逐渐滴定给药，以减少发生头晕、头痛、嗜睡等不良反应的可能性。

抗癫痫药物和激素长期使用后会发生骨质丢失，尤其加重老年人跌倒后发生骨折的风险。因此长期用药需要监测骨密度，科学补钙，防治骨质疏松。

视力评估

视力受损也是老年人跌倒的重要危险因素，老年人常见的眼疾,如白内障、黄斑变性、老视等,会导致视物障碍及面对突发状况时失去平衡。据调查,老年人视力下降至 0.25 时,摔倒风险是正常人的 8 倍。定期的眼部检查是早期发现眼部疾病的关键,早发现,早治疗。

居家环境"适老化"

所谓的居家环境"适老化"就是将居家改造成适合老年人居住的环境。首先,所有有老年人的家庭都应该进行家庭环境的评估,明确老年人居家安全隐患,再根据老人的具体情况进行个性化的居家适老化改造。

比如在卫生间、厨房、卧室等区域的地面进行防滑处理及高差处理。铺设防滑砖或者防滑地胶,清除地面障碍物,避免老年人绊倒或滑倒。对使用轮椅的家庭铺设水泥坡道或者加设橡胶等材质的可移动式坡道,保证路面平滑、无高差障碍,方便轮椅进出。

在床边安装护栏或抓杆,辅助老年人起身、上下床,防止翻身滚下床,床边安装夜明灯,保证老年人睡眠和上下床安全。

在卫生间配置淋浴椅,辅助老年人洗澡用,避免滑倒;使用坐便器,高度适宜老年人坐下和站起,马桶边和淋浴间安装扶手。

老年用品配置方面,则要求配置手杖及防走失装饰。手杖用于辅助老年人平稳站立和行走,包含三脚或四脚手杖、凳拐等;防走失装饰用于监测失智老年人或其他精神障碍老年人,可进行定位,避免老年人走失,包括防走失手环、防走失胸卡等。

摔倒的"正确姿势"

老年人在跌倒时有两个常见的姿势，一个是臀部着地，一个是用手撑地。

臀部着地可能导致髋部骨折、腰椎压缩性骨折，患者需要长期卧床，可能导致坠积性肺炎、压疮、深静脉血栓等并发症。一旦骨折卧床，吃喝拉撒全部都要在床上解决，长时间卧床还会导致肌肉萎缩、皮肤压疮、坠积性肺炎，严重影响生活质量。用手撑地损伤的是腕关节，可能导致尺骨远端或桡骨远端骨折，但造成的伤害以及治疗护理的难度相对要小得多，基本不会发生致命的并发症。

那么，如果不幸已经发生跌倒，我们如何把伤害降到最低呢？记住两个推荐动作：①拉住身边的固定物；②用手撑地。这是降低伤害的有效方法。

如果不幸发生了跌倒，记得不要贸然起身。

首先要保持冷静，评估受伤的情况，不要贸然挪动，避免更多的伤害。可以先慢慢挪动手脚，感觉是否有疼痛，活动是否受限。

如确定受伤，再尝试用以下方法缓慢地爬起：

（1）慢慢地翻身，从头部开始转动，自上而下，觉得累就休息一会，直到转为爬行姿势。

（2）手部缓慢发力，用膝盖撑地，爬向一个坚固的椅子或家具，不要着急，感觉累就休息一下。

（3）把手放在椅子上，一次一只手。

（4）用椅子支撑自己，小腿抬起垂直于地面，脚平放在地上，另一条腿保持跪姿。

（5）双臂和双腿发力，慢慢起身站立，转身。

（6）坐在椅子上休息几分钟，再做其他事。

摔倒后整个起身自救的过程，就像出生后从卧到翻身、爬行、坐起、站立的过程，似生命的初始，只是整个过程要慢一点，再慢一点。

摔倒后正确处理动作

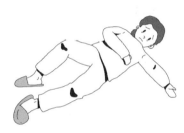

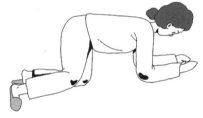

1. 如确定受伤，应慢慢地翻身，从头部开始转动，自上而下，觉得累就休息一会，直到转为爬行姿势

2. 手部缓慢发力，用膝盖撑地，爬向一个坚固的椅子或家具，不要着急，感觉累就休息一下

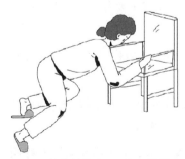

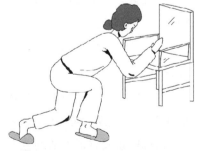

3. 把手放在椅子上，一次一只手

4. 用椅子支撑自己，小腿抬起垂直于地面，脚平放在地上，另一条腿保持跪姿

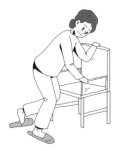

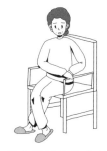

5. 双臂和双腿发力,慢慢起身站立,转身

6. 坐在椅子上休息几分钟,再做其他事

扶人也有"正确姿势"

家属或陪护人员在遇到老年人跌倒时也不要着急将他们扶起来!

对意识清醒的老人,最好先确认一下老人有无骨折、出血等严重外伤,如无,再小心扶起老人。

如果出现特殊情况,可以采取对应措施:

有外伤出血——立即止血包扎。

有骨折——不要随意搬动,骨折外露不要复位,以免造成二次伤害。

有呕吐——将头偏向一侧,并清理口、鼻腔呕吐物,保证呼吸道通畅。

有抽搐——移到平整的软地面或身体下垫软物,防止碰、擦伤,不要硬掰抽搐肢体,防止肌肉、骨骼损伤。

面对昏迷或意识不清的老人,要在采取对应措施的同时呼叫"120"寻求帮助。

5 司机变身马路杀手——眩晕与行车安全

2021 年的 6 月 22 日下午,一支由 20 人左右组成的自行车骑行队伍骑行在某市滨海中路自西向东的慢车道上。突然一辆对向行驶的白色轿车冲向骑行队伍,惨剧瞬间发生,5 名骑友与亲人朋友阴阳相隔。

"五个家庭就这样毁了。"惨案发生后,遇难骑友的家属无法接受这个事实,也不愿回忆当时的情况。更令他们无法接受的是,肇事司机已经 69 岁,并且患有眩晕症。

在这场事故中,无论是肇事司机还是遇难家属都将承受案件带来的痛苦结果。

道路千万条,安全第一条,行车不规范,亲人两行泪。

随着家用汽车的普及,不论是走亲访友还是外出旅游,自驾都是目前最主要的交通方式。大家都知道:酒后不驾车。那患有眩晕症的人能否开车呢?

我们先来看看我国道路安全的相关规定。《中华人民共和国道路交通安全法》明确规定:"患有妨碍安全驾驶机动车疾病的,不得驾驶机动车。"《机动车驾驶证申领和使用规定》第十五条："有下列情形之一的，不得申请机动车驾驶证：有器质性心脏病、癫痫病、梅尼埃病、眩晕症、癔症、帕金森病、精神病、痴呆以及影响肢体活动的神经系统疾病等妨碍安全驾驶疾病的；申领时符合规定，后来身体条件发生变化，也应该及时申请注销驾驶证。"

简单来说，有眩晕症的患者是不适宜也不应该开车的！这不仅是对驾驶员的生命安全负责，也是对他人生命安全的敬畏和负责。

记住，眩晕症驾车，司机变杀手。

梅尼埃病、前庭阵发症、前庭性偏头痛这类眩晕病，常常突然发病，发病前没有明显的预兆。在发病时除了有眩晕的症状，可能还会眼前闪光、视物不清、辨位不良、恶心、呕吐等不适。开车时如果突然发病的话比醉酒驾车还要危险，所以这类患者绝对不能开车。

良性阵发性位置性眩晕（耳石症）也是眩晕症的一种，耳石症的患者在治疗康复后可以开车，但不能完全排除复发的风险。耳石症的患者会有强烈的眩晕、呕吐，但在手法复位或机械复位治疗后，这些症状可以消失，康复后并不影响驾车。但 BPPV 存在复发的风险，特别是在开车时如果有突然转头、低头、抬头的动作时可能导致 BPPV 的复发。平时要注意自身的情况，一旦症状复发，就要避免驾车。

有严重心脑血管疾病的人群不宜开车。如果只是高血压、糖尿病等慢性疾病，在服药和病情稳定的情况下可以开车。但如果是曾经有过脑梗死、心肌梗死的患者,或者曾经有过短暂性脑缺血发作,本身就是再发心脑血管疾病的高危人群。这些心脑血管疾病在发病时容易出现头晕、心慌、胸闷、出冷汗、双眼黑矇的情况,甚至出现晕厥、意识不清。而且这类患者通常年龄较大,长时间固定坐姿的驾车行为还会增加意外发生的风险。特别是在夏季和冬季,车内外温度差别大,这种冷热交替的车内外环境易导致血管痉挛,诱发心肌梗死、脑梗死的发生。每年夏季就会有货车、公交车司机在驾车时突发心肌梗死、脑梗死的新闻,普通驾车者不得不引起重视。

还有些人坐车时会晕车,自己开车就不晕车,这种"晕动病"的人群也是可以开车的。有关晕动病的原因有很多假说,最多的是"感觉冲突学说"。就是视觉系统和前庭系统的传入信息冲突所导致的。人在坐车时,眼睛传递给大脑的信息是人与周围是相对静止的,而前庭是感受到加速运动的,两种平衡信息出现冲突,从而发生了眩晕。在开车时,驾驶员的视觉信息和前庭信息是一致的。同时,在开车时处于高度紧张状态,这时大脑高级皮质对相对低级的前庭系统有抑制作用,就不会发生晕车的现象。严格来说,晕动病不是真正的疾病,与通常意义上的疾病不同,它仅仅是敏感机体对超限刺激的应激反应。所以,可以通过长期的习服训练来有效地改善晕车现象。

一旦在开车时出现头晕或眩晕不适,特别是在高速路或高架路这些地方,一定不要急刹。首先打开双闪向后车发出警示,然后一边慢慢降低车速一边靠边停车,待车停稳后,拉手刹,开窗通风。如果在休息后仍感头晕/眩晕不适,再打电话求助。人不要

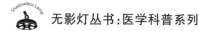
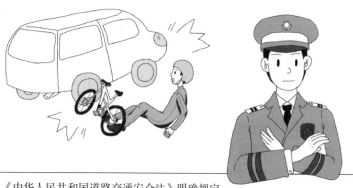

《中华人民共和国道路交通安全法》明确规定：
患有妨碍安全驾驶机动车疾病的，不得驾驶机动车。
《机动车驾驶证申领和使用规定》第十五条：
有下列情形之一的，不是申请机动车驾驶证：有器质性心脏病、癫痫病、梅尼埃病、眩晕症、癔症、震颤麻痹、精神病、痴呆以及影响肢体活动的神经系统疾病妨碍安全驾驶疾病的；申领时符合规定，后来身体条件发生变化，也应该及时申请注销驾驶证。

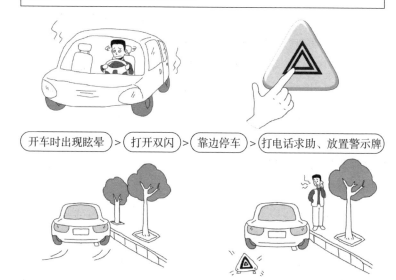

开车时出现眩晕 > 打开双闪 > 靠边停车 > 打电话求助、放置警示牌

坐到车里而应转移到护栏后面以免被其他车辆撞击造成伤亡,同时拿出警示牌放到车后 150 米以上的位置以作提示。

　　一些前庭抑制剂存在镇静的不良反应,会导致注意力不集中、瞌睡等情况,对于驾驶者来说是极其危险的!

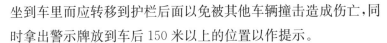

　　(1)目前,抗胆碱能药物和抗组胺药物是最有效的晕动病预防药物,例如东莨菪碱、茶苯海明等,但这类药物可能引起困倦、嗜睡等不良反应,服用此类药物不应再驾驶车辆。根据中医理论,生姜具有温中止吐、化痰止咳功效,丹参具有较好的血管扩张作用,可以改善外周循环障碍,减轻头晕症状,达到抗晕效果。

　　(2)前庭习服是最有效的非药物干预手段,能够有效地缓解晕动病。晕车的人坚持坐车,一段时间后,前庭反应会逐渐减弱,前庭功能的稳定性会因主动的训练而得到加强,时间久了就不会再晕车了,也就是我们常说的"晕着晕着就习惯了"。

6 拜托了，老司机——
预防晕车

童小姐最近准备买车，车行的销售人员向她推荐新款的电动车："百公里加速只需 1.5 秒哦，还有国家补贴，又环保省钱。"

谁知道童小姐立马就拒绝了："坐了几次电动车，居然都晕车，买不了。"

奇怪了，童小姐自己也是老司机了，开了多年的燃油车很少有晕车的现象，她是个在车上都能自如玩手机的人，为什么坐电动车时反而出现了晕车的情况？

随着汽车电气化程度越来越高，电动车带来的体验差异也愈发明显，不少人都反馈，乘坐电动车时出现晕车的概率比燃油车更高。这是为什么？

为什么会晕车

首先我们先要搞清楚人为什么会晕车。

目前比较普遍的说法是"感觉冲突学说"，即乘车时视觉和前庭觉的传入冲动不一致造成的。当人坐在车内时，眼睛看到的人与车是相对静止的状态，传递给大脑的信息是"静止"的，而前庭觉能够感受到行车时头部加速度的变化，传递给大脑的信息是"运动"的，这就发生了信息冲突，从而使人产生眩晕感。而驾驶员开车的视觉信息也是"运动"的，同时由于开车时高度紧张的状态，大脑对前庭传入的信息有抑制作用，降低了信息冲突，所以驾驶员没有晕车的现象。

晕船也是同样的道理，人在船舱内时眼睛看到的东西是相对静止的，而前庭觉能感受到船体在摇晃，传递给大脑"在运动"的信息，从而产生了眩晕。

眼睛：我没动。

前庭：我在加速、转弯、减速……

大脑：听谁的？我到底动没动？

这种晕车、晕船时人体对运动状态错误感知而产生的一系列生理反应称为晕动病。多在乘坐交通工具时出现，表现为头晕、恶心、呕吐、上腹部不适、面色苍白、出冷汗等，在停止乘坐之后就能缓解，不构成生命威胁。

晕动病其实在生活中非常普遍，不单单出现在乘坐交通工具时。比如有的人玩 3D 游戏或看 3D 电影时也会晕：一方面是眼睛获得的"动感"信息和前庭的"静止"信息不匹配；另一方面，观看 3D 图像时双眼不停地变换焦距，容易疲劳，从而加重了眩晕感。

为什么乘坐电动车更容易晕车

过去燃油车的提速依赖变速箱的匹配，起步时是逐渐加速的状态，提速能力有限。只要道路平坦，不频繁刹车和加速，晕车的现象并不普遍。

而电动车的加速性质不同。电动车在通电的瞬间就能获得最大电流，带动车轮转动。所以电动车起步时速度就能达到最佳状态，电动车的加速能力甚至能够轻松超越超跑。当车辆起步速度太快、太频繁时，就会产生晕车的现象，特别是在拥堵的城市道路上不断地急刹和加速时，大脑接收到的信息冲突会更加严重。

性能越好的车越容易晕车也是这个道理。性能越好的车起步时加速度就越快，前庭感受到的加速度刺激就越强烈，越容易感到晕车。

如何减轻晕车症状

明白了晕车产生的原因，我们也就理解了减轻晕车症状的原理——尽量减少视觉和前庭觉的传入信息冲突！

首先是请驾驶员采用平缓操作，尽量避免大脚加速和刹车，降低车辆的窜动感。这一点要拜托司机师傅了！

乘车时尽量坐在前排视野宽阔的位置，就座时头部紧靠椅背，尽量避免加速或急刹时头部的快速晃动。

不要玩手机或看书，可以闭目养神，减少视觉刺激，睡觉是最省钱有效的预防晕车的方法。

晕车严重的乘客可以在乘车前半小时服晕车药。晕车药是一种前庭抑制剂，可以减轻加减速时对前庭的刺激，减轻眩晕、恶心、呕吐的症状。

乘车前不要吃得太饱，车内空气不流通、特殊的汽油味都可能加重晕车的症状。

前庭有代偿适应的能力，晕车的人在经常乘车后能逐渐适应乘车的环境，称为"前庭习服"。关键是不要因为晕车而害怕坐车，晕车症状在不断训练后会得以缓解甚至消失。

医生提醒

晕车药需要在乘车前使用才能起到预防晕车的效果，如果等到出现晕车症状再吃药，为时已晚，很难有效地缓解晕车症状。一些口服晕车药一般需在乘车前半小时左右服用。晕车贴含有薄荷、生姜、薰衣草等天然成分，可以贴在耳后或肚脐，起到提神醒脑的作用。

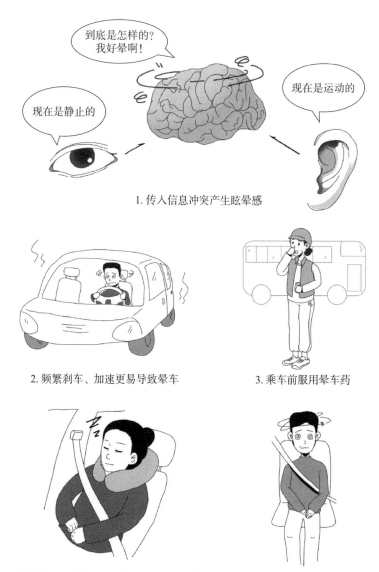

1. 传入信息冲突产生眩晕感

2. 频繁刹车、加速更易导致晕车

3. 乘车前服用晕车药

4. 乘车时不要看书、玩手机，可以闭目养神

5. 经常乘车，晕车症状会逐渐改善

中医篇　　第六章

　　中医的"眩晕"和西医所指的"眩晕"有所不同。中医的"眩"是眼花，"晕"是头晕，两者同时出现，统称为"眩晕"，亦称"眩冒"。中医古籍和历代中医名家对眩晕有不同的认识。《内经》论眩，皆属肝木，属上虚。仲景治眩，以痰饮为先。丹溪论眩，主于补虚治痰降火。

1 六淫七情，皆可致眩——病因病机

电影《Vertigo》是著名导演希区柯克执导的悬疑片，其中讲到这样一段：身为警察的男主斯科蒂与同事在顶楼追缉一名通缉犯。而在追缉过程中，斯科蒂陷入险境，同事为了救助他不慎坠楼。本来就有恐高症的斯科蒂看到同事坠楼而亡，陷入了深深的自责并产生了强烈的心理阴影，于是辞去了警察的工作。斯科蒂的心理医生告诉他，如果斯科蒂再经受一次高度的惊吓，指不定能治好他的创伤。然而，当斯科蒂试图在房间内尝试时，他完全无法克服高度给他带来的恐惧。用他自己的话说：恐高症令他眩晕。

造成眩晕的原因有很多，在过去的几个世纪，眩晕常常被认为是前庭系统疾病所致，比如常见的耳石症、梅尼埃病等。现在越来越多的证据证明，心理因素也可能导致眩晕或头晕。实际上，情绪和定向判断与平衡功能存在多种联系和相互作用。比如柯蒂斯在高处时感到眩晕、焦虑，即使所处的位置很安全，也会有强烈的不适感。

电影里说的恐高症是西方医学对眩晕病因的解释之一。除了西方医学，祖国传统医学中，也有许多对眩晕病因、病性的记载。历代医籍对眩晕的论述可总结为"外感六淫，内伤七情，皆可致眩"。意思是，外感六淫和七情内伤是导致眩晕的重要原因。所谓外感六淫，就是风、寒、暑、湿、燥、火这六种致病邪气侵袭人体，引发疾病。七情内伤，是指喜、怒、忧、思、悲、恐、惊这七种情志变化超过了人体本身的正常生理活动范围，使人体气机紊乱、脏腑阴阳气血失调，导致疾病发生。归纳起来有以下几个方面：

（1）情志不遂：由于过于愤怒懊恼，肝脏气机不畅，导致肝气郁结化火，损耗肝阴，阴虚阳亢，虚火上扰头目，导致眩晕。《素问·至真要大论》云："诸风掉眩，皆属于肝"，即眩晕的发生与肝关系密切。临床上这类患者性格易怒，眩晕时伴有耳鸣、头痛，患者会诉眼胀、头胀、头重脚轻，嘴里发苦，失眠多梦，小便色深。俗语说，劳则伤肾、怒则伤肝，易怒性格的患者在暴怒后，头晕头痛会更甚。

（2）饮食不节：嗜酒肥甘，饥饱无常，导致脾胃损伤，脾胃运化能力减弱，水湿内停，水谷化生的轻清阳气不能正常濡养头部、肌表、四肢，头目无法得到轻清阳气濡养，发为眩晕。汉代张仲景提出"因痰致眩"的观点。《丹溪心法·头眩》中强调"无痰不作眩"，认为痰饮是眩晕的发病原因之一。《医灯续焰》说："胸中痰浊，随气上升，头目高而空明，清阳所注，涌浊之气扰乱其间，欲其不晕不眩，不再得矣。"这类患者往往饮食不规律，或喜食油腻食物，或酗酒滥饮，常表现为体形肥胖，腹部肥满，胸闷，痰多，容易困倦，眩晕时伴有恶心、呕吐、腹胀等症状，舌体胖大，舌苔白腻。

（3）病后体虚：生病许久身体虚弱的人，脾胃功能会很虚弱，气血不足，头目无法得到气血濡养，导致头晕的产生。《景岳全书》则认为"无虚不作眩"，强调眩晕以虚为主。《医灯续焰》说："气不足则不能上达，以致头目空虚，而眩晕时作矣。"《证治汇补》提道："凡吐衄崩漏，产后亡阴，肝家不能收摄荣气，使诸血道妄行，此眩晕生于血虚也。"就是从气虚和血虚两方面阐述了眩晕的产生。这类眩晕劳累后容易发作，患者往往面色苍白，神情疲乏，手足发冷，懒言少语，胃口不佳，容易出虚汗，心慌失眠，舌质淡，脉细弱。

（4）年高肾虚：久病伤肾，肾精虚少，肾是人体生命之本源。如果由于年龄增长导致肾精不足，或者由于长时间生病导致肾受损，或者房事过度，导致肾精亏耗，不能生成髓液，而大脑是髓液聚集的地方，大脑髓液不足，就会导致眩晕。《灵枢·海论》认为"髓海不足，则脑转耳鸣"。此类眩晕的患者多身形消瘦，两颧发红，常诉口干，精神萎靡、腰膝酸软，夜间睡眠少、多梦、健忘，还有遗精、耳鸣等症状，舌嫩红，苔少或光剥，脉细数。

总之，眩晕病变与肝、脾、肾三者关系密切，尤其以肝为主。本病多为本虚标实，实者为风、火、痰、瘀扰乱清空，虚者为髓海不足，或气血亏虚，清窍失养。本病以内伤为主，病机之间可互相影响，相互夹杂。

2 "晕"筹帷幄——眩晕的辨证论治

在某一年的夏天,一位女舞者经熟人介绍找我看病。

我记得当时已经是夏天,但出现在诊室的她头上竟然还包裹着头巾,穿的也明显比别人多。这位女舞者紧闭着双眼,被家人搀扶着缓慢走进诊室并坐下,痛苦地说道:"医生,我现在连眼睛也不能睁开,简直是天旋地转。"

"你先别急,你先告诉我,头晕了多久了?"我问。

"已经有两个多星期了。"女舞者开始和我讲述她的病情,"我以前也经常会头晕,以前偶尔一年发一次,每次发病两三天都下不了床。"

"前几天可能是太累了,一下子又发作了。我在家已经吃了晕海宁片,现在晕是比前面好一些了,但还是很难受……"

还没等她说完,又因为剧烈的眩晕呕吐了起来。我看她夏天还包着头巾,知道她平素多是怕冷的。她还告诉我,平时受凉时常常会感到腹痛,然后腹泻,泻后腹痛就好转了。过去也有医生怀疑她是梅尼埃病,但没有系统地检查过,一直没有确诊。

问完病史后，我又检查了舌脉：舌质淡，苔白腻水滑，舌边有齿痕，脉沉紧。

这个女患者属于中医"眩晕"的范畴。中医的"眩晕"和西医所指的"眩晕"有所不同。中医的"眩"是眼花，"晕"是头晕，两者同时出现，统称为眩晕，亦称"眩冒"。根据眩晕症状的严重程度可以分为轻症或重症。轻者闭目即止，重者旋转不定，不能站立，甚至伴有恶心、呕吐、出汗，甚至晕厥的症状。

辨证论治是中医诊治眩晕的关键。辨证论治，是中医认识和治疗疾病的基本原则。所谓"辨证"就是把四诊（即望、闻、问、切）所收集的资料经过综合分析来明确眩晕的病因病机；所谓"论治"，就是根据辨证的结果，确定相应的治疗方法。辨证是决定治疗的前提和依据，论治是治疗疾病的手段和方法。

首先，辨证论治的第一步是"辨脏腑"，也就是明确病变的部位。中医认为，眩晕可以由风、火、痰、虚等多种病因引起，多属于脾、肝、肾的病变，尤其与肝的关系最为密切。这位患者眩晕动则加甚，甚则呕吐，感寒或受凉时首先出现腹痛，腹痛即泄，泄后痛安，故病在中焦脾胃。

其次，需要"辨虚实"，辨虚实是中医治疗是采用扶正或祛邪的依据，所谓"虚者补之，实者泻之"。一般来说，新病多实，久病多虚，体壮者多实，体弱者多虚，呕恶、面赤、头胀痛者多实，体倦乏力、耳鸣如蝉者多虚；发作期多实，缓解期多虚。《内经》云："邪气盛则实，精气夺则虚。"此患者怕冷，喜热饮，为脾胃阳虚。《金匮要略》云："脉得诸沉，当责有水。"患者苔腻脉沉，水饮上犯，是中寒所致，故此患者为本虚标实。

再次，中医看眩晕，还需要"辩标本"。眩晕以肝肾阴虚、气血不足为本，风、火、痰、瘀为标。比如，舌红苔少、脉弦细数多为阴虚；舌淡嫩、脉细弱见于气血不足。此患者水饮为标，脾胃（肾）虚寒为本，肾阳不足已现端倪。

最后，辨证论治结合临床检查可以帮助我们进一步明确患者的病因。比如眩晕伴耳鸣症状的患者可以进行听力检查；有视物模糊可以进行眼震电图或眼科检查；有高血压、糖尿病的患者可以进行头颅CT或磁共振检查以排除脑血管意外。

综上所述，这个患者中焦脾胃虚寒（以寒为主），无力运化水液，水液代谢失常而成饮，饮邪上冲而见眩晕、呕吐，饮邪中阻，清阳不升而见眩晕。

眩晕的治疗原则主要是补虚泻实，调整阴阳，或由因虚致实，或由因实致虚，当扶正以祛邪，或祛邪以扶正。女舞者的眩晕是由于"脾肾阳虚，水饮上犯"引起的，治疗的原则是"温阳化饮"，方用真武汤合苓桂术甘汤加减。在这个方子里附子温阳，茯苓利水，白术健脾，泽泻渗湿利水，泽泻与白术合用，是泽泻汤，常用于水饮冒眩，半夏、生姜降逆止呕，白芍止痛。另桂枝温通阳气，黄芪健脾利水，牛膝引火下行，天麻平肝息风。

七天后，女舞者来复诊了，她自诉眩晕好转，也没有其他不适，我让她继续服药。在第三次就诊时，女舞者自诉精神好转，眩晕也未再发作，仍有畏寒，自觉口干，舌质淡苔薄白，舌边齿痕不明显，脉沉紧，予附子减量，继续服药。一月后女舞者停药，我嘱咐她调整生活方式，定期来复诊。

医生提醒

经久不愈，发作频繁的眩晕患者，尤其是中年以上风阳上扰的患者，若暴怒伤肝，肝阳暴涨，阳化风动，血随气逆，或挟痰火，横窜经髓，上蒙清窍，极易发展为中风，故应早期治疗，防止向中风转化。

3 头病医脚——足部按摩

《儒林外史》里记录着这么一个故事：荀老爹与申祥甫正在商量龙灯上庙两家各出多少银子的时候，从外边突然走进来一个人，这人姓夏，是薛家集最大的"官"——"旧年新参的总甲"。然而，这人能耐不多，口气却不小。首先，他声称，因为收到很多人请帖，他需要每天骑着驴上县下乡，搞得自己每天头昏脑涨。

夏总甲这种装腔作势的人在哪个时代都有，但是我们从这个故事里面能够体会到一点：夏总甲整天舟车劳顿，再加上驴子有时候可能不给力，导致他眩晕的产生。很可惜的是，夏总甲不懂得医学，对于"眩晕"一词知之甚少，对于眩晕症肯定更不了解，更不知道，在当时的那个年代就有治疗手法可以治疗眩晕。而在我们的生活中，也有不少朋友被不同原因导致的眩晕感搞得心力交瘁。作为没有医学背景的朋友们，简单的足部按摩其实就可以缓解眩晕症带来的不适感。

足部按摩，又称足部推拿，古代又称为足部按跷、案杌、爪幕等，从商代殷墟出土的甲骨文卜辞中可以发现，早在公元前14世纪，就有"足部按摩"的文字记载。足部按摩是中国众多按摩术里面的一个分支，由于足部神经分布密集，又分别有身体各个部位有着密切的关系，所以足部按摩逐渐得被得到重视。隋唐时期是足部按摩的兴旺时期。宋金元时期，足部按摩作为一门医术在广泛使用，该时期足部按摩发展的特点是注重按摩适应证手法应用方式的探讨。明清时期是按摩学术第二个兴盛时期，明朝还专门设置了足部按摩专科。

眩晕患者可以在家自行按摩，或是亲人朋友之间互助按摩。

在进行足底按摩前，只要准备一条毛巾和一瓶凡士林油。提前把脚指甲修剪一下，以免按摩时划伤皮肤。

我们先用一点热水来洗脚，或是药水足浴，让身体全面放松、情绪安定。如果由他人帮助按摩，被按摩者可以仰卧在床上，双下肢放松伸直。在洗脚后，可以特定的按摩位置涂抹一点凡士林油，润滑皮肤，避免按摩时擦伤肌肤。脚底如果有疮疖、外伤或者脓肿的话，按摩的时候要避开这些患处。

按摩手法可以采用食指扣拳法：一手握足，另一手半握拳，食指弯曲，拇指固定，用食指近关节指间关节背侧刮足底。我们可以依据穴位图谱确定按摩的部位，眩晕的患者可以选择足部大脑、垂体、内耳迷路反射区作为主要病症反射区。心脾两虚者的临床表现为头晕乏力，失眠多梦，神疲肢倦，心悸，纳呆腹胀，舌淡苔白，脉细弱，可加心、脾反射区；肝阳上扰者的临床表现为头痛如劈如裂，伴头晕耳鸣，失眠多梦，面目红赤，口干口苦，小便黄赤，大便秘结，舌红、苔黄，脉弦数，可加肝反射区；肝肾不足者的临床表现为头晕头痛，耳鸣目眩，失眠多梦，面色无华，口唇淡白，舌红或少苔,脉弦细数或弦滑,可加肝、肾反射区。

足部按摩的力度可以按照轻-重-轻的节奏进行。如按 3 分钟,开始 1 分钟轻按,中间 1 分钟加重,然后再轻按 1 分钟。按摩过程中力量加大时,在病理反射区会有痛感,这种痛感是按摩效应,但不宜加力过强,以可以忍受为佳。

对于每个具体反射区的按摩时间,主要根据病症反射区的变化而调整,以能达到最佳的治疗效果为宜。一般来说,主要病症反射区可以按摩 5~15 分钟,其他反射区各 1~2 分钟,按摩的总时间在 30 分钟左右为宜。如病情复杂或病症较重,可适度延长至 40 分钟。如果每次按摩时间太短,则达不到治疗效果。但如时间过长,则易引起疲劳,

足底按摩结束后,可以喝一杯 500 毫升的温开水,促进身体排毒。建议每日按摩 2~3 次为佳,一般 7~10 日为 1 个疗程,1~3 个疗程见效,如为慢性疾病,则需延长疗程。

有些患者可能在进行足底按摩治疗后会感觉发冷、出现低烧、疲倦或者腹泻等身体不舒服的症状,或者也可能是身体原有的病症更加严重了,这其实是按摩后的一种正常现象,只要坚持治疗,几天后症状就可以消失了。

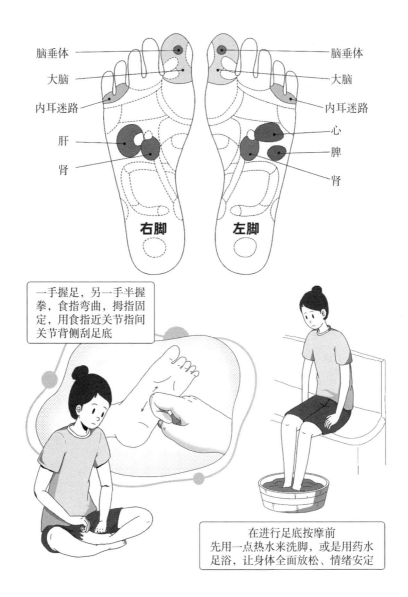

脑垂体

大脑

内耳迷路

肝

肾

脑垂体

大脑

内耳迷路

心

脾

肾

右脚　　**左脚**

一手握足，另一手半握拳，食指弯曲，拇指固定，用食指近关节间关节背侧刮足底

在进行足底按摩前
先用一点热水来洗脚，或是用药水
足浴，让身体全面放松、情绪安定

4 眩晕为中风之渐——
眩晕与中风

　　眩晕是临床上非常常见的症状,表现为头晕、眼花为主症的一类病症。很多中老年人,特别是有过眩晕的经历的人,常常会有这样的担心:眩晕会导致中风吗?

　　所谓中风,是以猝然昏倒,不省人事,伴有口眼歪斜、言语不利、半身不遂或仅以喝僻不遂为主症的一类疾病。由于起病突然,故又称为"卒中""脑卒中"。西医中的急性脑血管病,如缺血性脑卒中、出血性脑卒中、蛛网膜下腔出血等,也都是卒中的范畴。中风是中医四大难症之首,起病急骤、变化迅速,若失治误治,将导致严重的后遗症甚至死亡。

　　李阿姨今年 65 岁,过去有高血压、高脂血症,平时按时吃药,血压、血脂控制都比较稳定。最近一周李阿姨因为照顾孙女感觉劳累,有一次在公园散步时突然感到眩晕,还伴有恶心,好在身边的姐妹及时发现才没有跌倒。这一次眩晕不适大约持续了 5 分钟,李阿姨就没当回事。这天李阿姨再次出现了眩晕伴恶心,和上次的情况类似。李阿姨的女儿给她量了血压,竟然高达 200/

110 mmHg,赶忙把李阿姨送到医院急诊。

到达医院时,李阿姨的眩晕已经缓解了,这次眩晕持续了15分钟,但是仍有血压偏高。李阿姨被收进病房严密观察。经过各项检查后,李阿姨排除了新发脑梗死,血管造影发现椎动脉和基底动脉狭窄,最终确诊为"椎基底动脉系统短暂性脑缺血发作"。

椎基底动脉系统短暂性脑缺血发作,英文简称 TIA,你可能觉得这个名字有点冗长拗口,其实临床上它还有个称呼——中风先兆,也叫"小中风"。据统计,TIA 患者在短期内发生卒中的风险明显高于普通人,7 天内发生卒中的风险为 4%~10%,3 个月内发生卒中的风险为 10%~20%。也就是说,如果李阿姨的反复眩晕如果不积极干预,极有可能发展为卒中,引发严重的并发症。

李阿姨住院后,医生对李阿姨进行了详细的病史询问和查体。李阿姨在退休以后就一直在女儿家帮忙带外孙女,又要操持家务,时常感到劳累,耳朵嗡嗡作响,夜里睡眠也不好,多梦易醒。她平时性格又比较急躁,有时候外孙女不听话和她争执,常常会引发她头痛眼胀,头颈发硬。医生查体后发现李阿姨面色发红,舌红苔黄,脉弦,结合她急躁易怒,有耳鸣、头痛、少寐多梦、口苦等症状,判断她是眩晕"肝阳上亢证"。由于长期劳累恼怒,气郁化火,君相火旺,循经上冲,头目清窍不利亦作眩。若肝阳亢极化风,则会出现眩晕欲仆,泛泛欲呕,头痛如掣,肢体震颤,言语不利,步履不正等风动之像,这就是中风的先兆。然而有部分患者仅是以眩晕头痛为先兆表现,没有出现肢体麻木无力、语言不利、口眼歪斜等典型的中风先兆，忽视了病情，最终发生中风病。好在李阿姨及时发现了问题，阻止了病情进一步进展。

中医古籍中认为眩晕和中风病因病机有很多相似之处。金元及明代时期的朱丹溪、虞抟、张景岳已经认识到眩晕常常是中风发病的先兆。朱丹溪认为"痰火致眩""无痰不作眩"，其辨治中风主张"湿生痰，痰生热，热生风"的"痰热生风"思想；也就是说，眩晕与中风的病机皆以痰热（或痰火）为主。虞抟在《医学正传》中言"（丹溪活套）云：眩晕者，中风之渐也"，揭示了眩晕与中风之间的内在联系。张景岳认为，眩晕为中风之起始，中风乃眩晕之终渐。

后世的医家在"眩晕为中风之渐"的基础上，深入研究了眩晕及中风的先兆症状，认识到了及时治疗眩晕是预防和诊治中风的有效手段。李阿姨住院后，医生根据她的病症给她开了平肝潜阳、滋养肝肾的"天麻钩藤饮"。同时也根据短暂性脑缺血发作的指南给予了二级预防的西药治疗。医生嘱咐李阿姨，要注意保持情绪稳定，切勿恼怒急躁；平时要注意监测血压，按时服药，根据血压情况适时调整药物；饮食上定时定量，少食盐，切忌暴饮暴食或过食肥甘厚腻；可以适当进行体育锻炼，比如练习太极拳、八段锦对治疗眩晕就有良好的效果。总结下来，就是中医的养生之道：避风寒、慎起居、畅情志、调饮食、适劳逸。

李阿姨在治疗一个疗程后，类似的眩晕没有再发作过，头痛、耳鸣的症状明显好转，晚上睡眠也安稳了很多。出院后，李阿姨参加了社区的广场舞队，每天和小姐妹们跳广场舞、打太极拳。李阿姨自己也说："经常运动觉得人也轻松了，家里事情少管也不容易生气发火了。"最近一个月血压也比过去平稳了不少。

其实大多数眩晕,如果治疗护理得当,预后多属良好。如果是平时有高血压、糖尿病等血管危险因素的中老年人,要特别注重中风的先兆症状,早发现、早治疗,以防中风发生。

参考文献

［1］眩晕急诊诊断与治疗专家共识［J］.中华急诊医学杂志，2018,27(3):248－250

［2］眩晕诊治多学科专家共识［J］.中华神经科杂志,2017,509(11):805－809

［3］2021年眩晕急诊诊断与治疗指南［J］.中华急诊医学杂志，2021,30(4):402－404.

［4］中国老年保健医学研究会老龄健康服务与标准化分会,《中国老年保健医学》杂志编辑委员会,中国老年人跌倒风险评估专家共识［J］.中国老年保健医学,2019,17(4):47,50.

［5］国家卫生健康委员会能力建设和继续教育中心耳鼻喉科专家委员会,中国中西医结合学会耳鼻咽喉科专业委员会,中国医疗保健国际交流促进会眩晕医学分会,等.前庭康复专家共识［J］.中华医学杂志,2021,101(26):2037－2043.

［6］李远军.前庭康复的研究进展［J］.临床耳鼻咽喉头颈外科杂志,2017,31(20):1612－1616.

[7] Cawthorne T. Vestibular Injuries [J]. Proc R Soc Med, 1946,39(5):270-273.

[8] Chandrasekhar SS, Tsai Do BS, Schwartz SR, et al. Clinical Practice Guideline: Sudden Hearing Loss (Update). Otolaryngol Head Neck Surg. 2019,161(1_suppl):S1-S45.

[9] Chow M R, Ayiotis A I, Schoo D P, et al. Posture, Gait, Quality of Life, and Hearing with a Vestibular Implant [J]. N Engl J Med, 2021,384(6):521-532.

[10] Cooksey F S. Rehabilitation in Vestibular Injuries [J]. Proc R Soc Med, 1946,39(5):273-278.

[11] Herdman S.J., Clendaniel R.A. 前庭康复[M]. 4 版. 吴子明主译. 郑州:河南科学技术出版社,2018.

[12] Kutlubaev MA, Xu Y, Hornibrook J. Benign paroxysmal positional vertigo in Meniere's disease: systematic review and meta-analysis of frequency and clinical characteristics [J]. J Neurol. 2021,268(5):1608-1614.

[13] Lempert T, Olesen J, Furman J, et al. Vestibular migraine: diagnostic criteria [J]. J Vestib Res. 2012,22(4):167-172.

[14] Lopez-Escamez JA, Carey J, Chung WH, et al. Diagnostic criteria for Menière's disease [J]. J Vestib Res. 2015,25(1):1-7.

[15] Pothula V B, Chew F, Lesser T H, et al. Falls and vestibular impairment [J]. Clin Otolaryngol Allied Sci, 2004,29(2):179-182.

[16] Sienko K H, Seidler R D, Carender W J, et al. Potential Mechanisms of Sensory Augmentation Systems on Human Balance Control [J]. Front Neurol, 2018,9:944.

[17] Song J J. Virtual Reality for Vestibular Rehabilitation [J]. Clin Exp Otorhinolaryngol, 2019,12(4):329 - 330.

[18] Staab JP, Eckhardt-Henn A, Horii A, et al. Diagnostic criteria for persistent postural-perceptual dizziness (PPPD): Consensus document of the committee for the Classification of Vestibular Disorders of the Bárány Society [J]. J Vestib Res. 2017,27(4):191 - 208.

[19] Strupp M, Bisdorff A, Furman J, et al. Acute unilateral vestibulopathy/vestibular neuritis: Diagnostic criteria [J]. J Vestib Res. 2022,32(5):389 - 406.

[20] Strupp M, Kim JS, Murofushi T, Straumann D, Jen JC, Rosengren SM, Della Santina CC, Kingma H. Bilateral vestibulopathy: Diagnostic criteria Consensus document of the Classification Committee of the Bárány Society. J Vestib Res. 2017,27(4):177 - 189.

[21] Strupp M, Lopez-Escamez JA, Kim JS, et al. Vestibular paroxysmia: Diagnostic criteria [J]. J Vestib Res. 2016, 26(5 - 6):409 - 415.

[22] von Brevern M, Bertholon P, Brandt T, et al. Benign paroxysmal positional vertigo: Diagnostic criteria [J]. J Vestib Res. 2015,25(3 - 4):105 - 117.